知的生きかた文庫

医者や薬に頼らず、自然治癒力を高める食べ方

内海　聡

三笠書房

はじめに

自然治癒力を高めれば、医者や薬はいらない！

私たちの身の回りには、健康に関する種々雑多な情報があふれています。

実際、書店に行けば、「炭水化物を食べるな！　肉を食べろ！」「肉は食べるな！　菜食がいい！」など、さまざまな食事療法を紹介した本を目にします。そして、それぞれの食事法につき、違う意見に対する批判も出回っています。

これでは、みなさんが「いったい何が正しいの？」「どの食事法を選べばいいいの？」などと戸惑ったとしても無理はありません。

世に出ている高名な医学者、食学者、栄養学者は、ひとつの食事法に固執しており、しかも自分の提唱する食事法こそが正しいと言い張ります。

正直に言って、なんと偏狭で不誠実なのだろうと思うくらいです。

では私たちは、何を食べれば健康を守れるのでしょうか。

これこそが、本書のテーマです。

私たちの体には、自らを癒す「自然治癒力」が備わっています。ちょっと体調が悪かったとしても、自然治癒力がきちんと働く体であれば、放っておいても症状が回復し、病気になることはありません。

そこで本書では「**自然治癒力がきちんと働く体**」――つまり、「病気にならない体」をつくるための方法を、主に毎日の食事に焦点をあてて記しています。

体本来の機能を保つためには、やはり毎日の食事が要《かなめ》になるのです。

人には「**それぞれに合った、それぞれの食べ方**」があります。

遺伝子、腸内細菌、ミトコンドリアの働き、性格、後天的情報などによって、食事の趣向と相性は変わります。

だからこそ、**本当に自分にフィットした食べ方**を見つけることが重要なのです。

そのあたりのことを踏まえながら、本書では野菜を中心とした食事を「農耕型」のデトックス食、肉や魚を中心とした食事を「狩猟型」の栄養食とし、それぞれの特徴と効能を説明します。

いま、体に不調を感じている人は、「農耕型」と「狩猟型」、どちらか一方の食事に偏っているはずです。

たとえば、貧血や冷え性、むくみといった症状に悩まされている人の多くは、野菜中心の食事に偏りがちです。これは、いわば「栄養が足りない」状態。むしろ、そうした症状の人には、肉や魚を中心とした「狩猟型」の栄養食が必要なのです。そのあたりのことも、本文で詳しく解説します。

食べ物や食べ方を変えたら、長年、悩まされてきた不調が消えてしまった――。

このような実例は、私のクリニックにも数多くあります。

本書を参考にして、「いまの自分には、どんな食べ方が必要なのか」を知り、実践してみてください。

やみくもに医者や薬に頼るのではなく、「自分の健康は自分で守る」が基本です。本書がその一助になれば幸いです。

内海　聡

『医者や薬に頼らず、自然治癒力を高める食べ方』◇もくじ

プロローグ

「人生を思う存分楽しむ」ための健康法

1章

今日から始める「自然治癒力を高める」食べ方

2章

体に「いい食べ物」「悪い食べ物」を知ろう

3章

医者や薬に頼らず、「自分の健康を自分で守る」法

エピローグ

一生、健康で過ごすための考え方

ＤＴＰ　オーパスワン・ラボ
佐藤正人

プロローグ

「人生を思う存分楽しむ」ための健康法

健康は「人生をもっと楽しむ」ための手段

病気で苦しむことなく、できるだけ長生きしたい。

誰もが願うことでしょう。だからこそ、最初にぜひお伝えしておきたいことがあります。

本書では、より健康な体になる方法（じつはこの「健康」「病気」という言葉のとらえ方も大きなテーマであり、のちにお話ししていくのですが）をお伝えしていきます。

でも、**けっして「健康」を目指さないでください**。

のっけから何をいうのかと、驚かれたかもしれませんね。

でも、「健康になりたい」「健康のためにこうしなくちゃ」と、いわば**盲目的に健康を志す人ほど、じつは不健康**ということがよくあるのです。

なぜ、そんなことが起こるのか。

ひとことでいえば、健康が人生の目的になっていて、自分自身の人生の目標や目的、いわば「芯」や「軸」となるものがないからです。

芯や軸のある人は、体も強い。

自己アイデンティティやポリシー――言い方はいろいろですが、いくら健康になりたいと願っても、そう願う自身を根底から支えるものがない人が、結果、病気になりやすいといっていいでしょう。

「やりたいことをやるために健康になりたい」

これが、本当に健やかな心身のつくり方なのであって、ただ「健康になりたい」というのは、あまりに近視眼的です。

「では、あなたは健康になった体で、何のために生きたいのですか?」という話です。

健康は人生の目的ではなく、手段にすぎない。

これから、主に食事を通じて健康な体をつくっていくうえで、まず、この意識を共有しておきたいと思います。

いきなり観念的な話になってしまい恐縮ですが、私は東洋医学の「心身一如《しんしんいちによ》」という考え方を重視しています。

心と体はつながっている――。

これは相互作用的なものであり、心が健やかであれば体も健やかになり、体が健やかであれば心も健やかになります。

やりたいことをやるために健康になりたい、というのは、いわば「心」の部分といっていいでしょう。

「何のために生きるのか」という人生のビジョンがある人ほど、健康になりやすいといっても過言ではありません。

どのみち、行き着くところは「死」であり、究極的には、やりたいことをやれれば、健康のことなど考えなくてもいいくらいです。

それでも、「死」に至るまでの時期が、少しでも長く、健やかであったなら、やりたいことをもっと、まっとうできることは間違いありません。

このように、**より充実した人生を送る1つの手段が健康である**、と考えてこそ、これからお話ししていくことも、十二分に活かしてもらえるはずなのです。

目指すは「自然治癒力」の高い体

病気は予防できたほうがいい。

予防できなかった場合は、早く発見し早く手を打つほどいい。

私は、こういう考え方は「**嘘の予防医学**」だと思っています。

具体的にいえば、少しでも調子が悪くなったらすぐに病院に行き、病名というラベルをつけられ、診療費や薬代を支払う。

まさに医療ビジネスの術中にはまる発想です。

「**早期発見の罠**」といってもいいでしょう。複数のデータによって健診を受けるほうが無駄であること、医原病になったり死にやすいことも判明しています。

現代の病気のほぼ大半は病気ではなく、医原病であり**食源病**であり、**そもそも**

病気でさえないのです。

私たちの体には、本来、**自らを癒す力**が備わっています。外部の人間が見つけ、対処するまでもなく、**体は自分で自分を治すことができる。**その自然な作用が働こうとしているところへ、おかしな検査や薬に割り込まれるのは、「余計なお世話」以外のなにものでもありません。

ならば、そうなる前に「予防」できればいい、と考えるかもしれませんが、ここにも落とし穴があります。

「病気を予防するために、何かをしなければならない」という姿勢自体、病気にフォーカスし、かえって病気を招く発想だといえるからです。

前項でも、健康が「生きる目的」になっている人は、かえって病気を招きやすいといいました。それと同様、病気を予防することを意識しすぎると、逆に予防にならないのです。

しかも、「予防したい」という思いが強いほど、「早期発見して早めに手を打たねば」と、病院に頼りがちになるという弊害もあります。

「もっと悪化するのを『予防』するために、早めに病院へ行こう」

というわけです。

冒頭で、「『病気は予防できたほうがいい』というのも『嘘の予防医学』」だといいました。それは、その発想自体が、医療ビジネスと簡単に結びつきやすい考え方だからなのです。

では、私が考える「本当の予防医学」とは、いったい何でしょう。

いってしまえば単純な話で、「病気」にも「症状」にもフォーカスせず、ただ「**自然治癒力が働く体**」をつくるようにしていく、という発想です。

そもそも、予防したいと考えるのは、「病気」や「症状」と呼ばれるものを敵視しているからではないでしょうか。

でも、体の自然の摂理からすれば、それは正しい考え方とはいえません。

「自然治癒力」が働く体をつくる

痛みも発熱も、
体が治ろうとする反応——

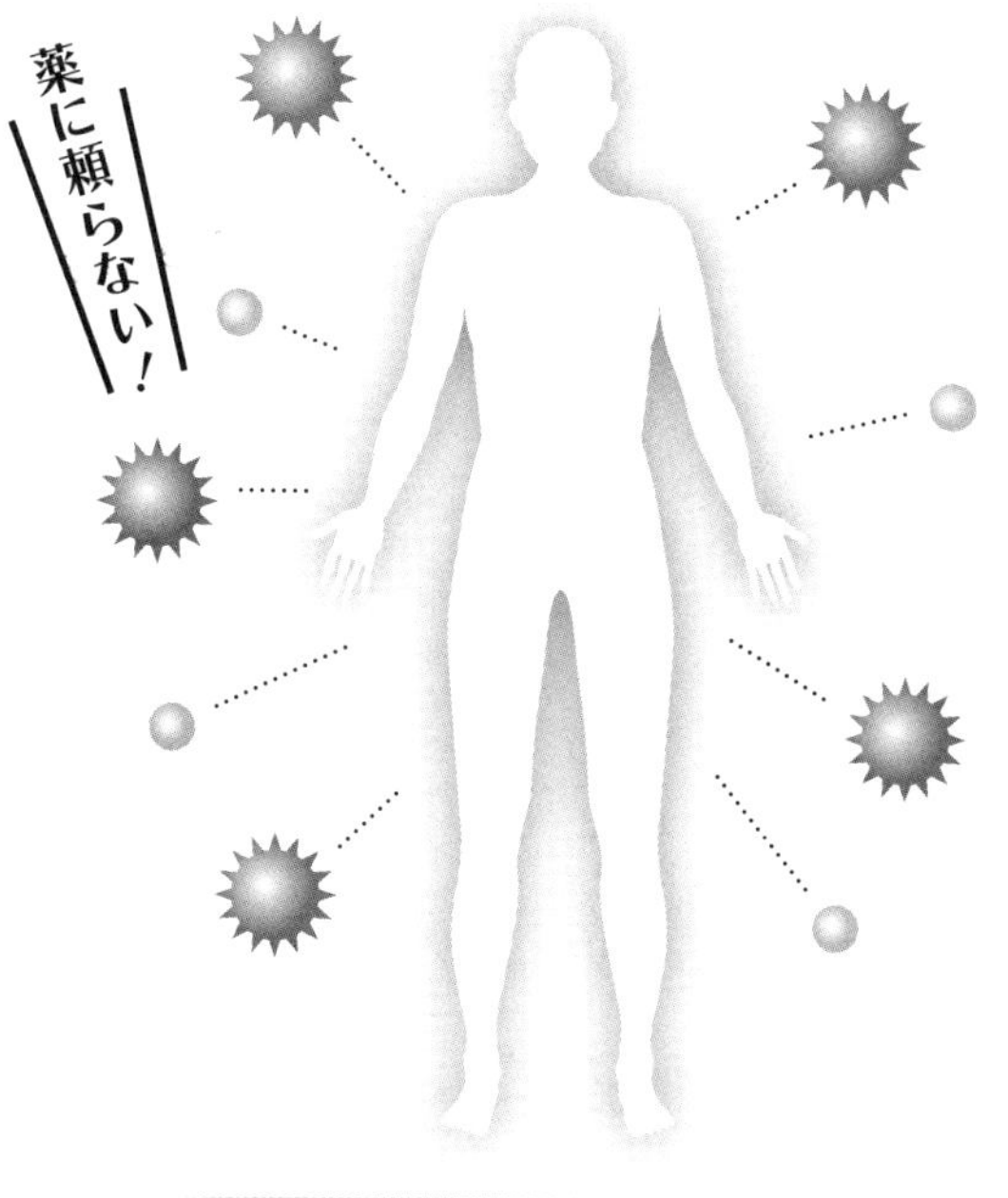

**自然治癒力が働けば
自然に治る!**

なぜなら、通常「病気」「症状」といわれるものもまた、自然の一部。

つまり、体が「**必要に応じて出しているもの**」だからです。

もちろん、最終的に目指すべきは、症状が出ない体です。

ただ、その意識が強すぎると、何か少しでも症状が現れると、何か手を加えたくなってしまうのです。

仮に症状が現れたとしても、それは体が細菌やウイルスと戦っていたり、悪い毒物を代謝していたりする証拠。

そこから、きちんとリカバリーできる体であれば何も問題はありません。

第一に、痛みや発熱などの症状が現れない体。

第二に、必要なときには、きちんと症状を出し、回復する体。

そんな本来の自然治癒力が働く体をつくることこそが、「本当の予防医学」といえるのです。

「健康を意識する」と不健康になる

そもそも、**「病気」や「症状」にフォーカスしないことが理想**です。

これは私もよく引き合いに出す、「先住民」を見るとわかりやすいと思います。文明発達以前のことですから、彼らには、そもそも「病気」「症状」という概念がありません。

「腰が痛い」「お腹が痛い」などの不快感があっても、放っておけば治るもの。治らなければ、体が徐々に衰弱して死んでしまうだけ。そこに「医療」という行為は、いっさい差し挟まれません（存在しないのですから、当然です）。

究極的には、これが「体の不調」というものに対する、理想的な向き合い方だと思います。

ただ、こんなことをいうと、「何をいうのか。だからこそ、医療の発達は素晴らしいんじゃないか」という声が聞こえてきそうです。

たしかに、医療が発達した現代では、「病気」や「症状」というものに医療技術や投薬といった対処ができます。

これは、「今すぐ処置しないと死ぬ」といった救急医療においては、まさに恩恵と呼んでいいと思います。救急医療の進歩により、ひどい外傷や感染症、アレルギーによるショック状態など、**今まで救えなかった命を救える**ようになりました。

ただ、緊急性のないことにまで、むやみやたらと医療が介在するようになっている現状は、どうでしょう。

体が自分で自分を治せる力をないがしろにし、人工的に抽出したり、化学合成したりした物質を体内に入れる。検査ばかりの生活も送っています。

こうして、**自然治癒力の働きを邪魔**し、対症療法を行なうことは、自分の体を本質的に悪くして治らなくさせ、違う病気をどんどんつくっています。

けっして健やかとはいえないと、私は思います。

さらにおかしいと思うのは、健康意識が高い人ほど、なぜか、こういう不健全な発想に走りがちだということです。

私の講演に来られる方にもよく見られるのですが、「ものすごく健康を意識して、食べ物や生活習慣に気をつけている」という人ほど、ほんのちょっと不調を感じただけで病院に行き、検査を受けたり処方を受けたりしています。

そうやって体の自然治癒力を邪魔しているのです。

要するに、いつも「病気にならないように、ならないように」と思っているから、少しでも不調の気があると「すわ、病気か」と、病院に駆け込んでしまう。

やはり、**健康を意識する人ほど、不健康になる**というわけです。

私には、いくら食べるものや生活習慣に気をつけていても、体というものに対する根本的な考えが、なっていないようにしか思えません。

だから、本当は病気も健康も重視せず「ただ生きる」ことが理想であり、「先住民を見習え」などと、少々極端なこともいいたくなってしまうというわけです。

体調が悪いときは「まずは放っておく」

健康になりたいなら、健康になろうとしないこと。

病気になりたくないなら、不快な症状にフォーカスしないこと。


一見、矛盾するようですが、今までの話で私のいわんとしていることが、少しおわかりいただけたでしょうか。

なぜこうした、ある意味、観念的な話を最初にしているかというと、**この根本部分を理解することが、じつは一番の早道**だからです。

表面的なハウツーではなく、原理原則を理解すれば、いくらでも自分で正しく応用できるのです。

たとえば、「症状を出すことが大事」という原理原則がわかれば、病状を薬で抑える、といった表面的なハウツーに走ることはないでしょう。

頭痛薬などの痛み止めなどは、その最たるものです。

痛みが出るのは、**体が痛みを通じて体の不具合を癒そうとしている**から。

つまり「出なくてはいけないから出ている」のであって、それを痛み止めで封じ込めるのは最悪のやり方です。

もちろん、痛み止めすべてを否定するわけではありませんが、それでも痛みが出るたびに薬でごまかすというのは、**痛みが出る「そもそもの原因」を見ていないわけです。**

こうして「痛み止め中毒」になる一方、放置された原因が、より大きな不調を招いていきます。

ここでも「痛み」そのものにフォーカスすると、「予防しようとするほど病気になる」というドツボにはまります。

やはり**基本は放っておくこと**。

体が症状を出し切れば、自然と楽になります。

たとえば「頭痛」ひとつとっても、脳出血などでもなければ、少し休むだけでずいぶん落ち着くはずです。

仕事が忙しくて休めないというかもしれませんが、そもそも仕事が忙しいから休めないという人は、人生の真の意味を考えたほうがいいでしょう。

それが生理痛であるならば、そもそもなぜそんなに生理痛がひどいのかを、考える必要があります。

本来生理痛というのは、ほとんどないものなのです。

腰痛や首痛なども同じです。

私なども、「なんか今日は腰が痛いな」と思うことはありますが、大して気にしません。せいぜい姿勢を正すぐらいでしょうか。

そして、気にしないうちに治ってしまいます。

このように、症状が出ても、その症状にフォーカスせず、なんとかしようともせず、**ただ自然治癒の力に任せる**こと。

これは、体をないがしろにするということではなく、「症状を悪いものだと思わない」ということです。

それと同時に、食べ物に気をつけて、**痛みや発熱などの症状が出ない体**、そして**症状からしっかり回復できる体をつくる**ことも大切です。

実際、ジャンキーな食生活を正したら、長年苦しんできた偏頭痛や頻発する頭痛がすっかり出なくなった、というケースも珍しくありません。

痛みや発熱などの「症状を出す」食べ方

「自分は健康意識が高い」と自負していても、食べ物に気をつけるなど「入れる」ことばかり注意して、「出す」ことにあまり意識が向いていない人は多いようです。

「出す」というと、真っ先に浮かぶのは、おそらく「便を出す」でしょう。だから、「自分はちゃんと『出す』ことにも注意している」と、いうかもしれませんが、ここでお話ししたいのは、痛みや発熱などの「**症状を出す**」ということです。

いわゆる「健康意識の高い人」ほど、「いいものを入れる（食べる）」「便を出す」はよしとしながら、なぜか「症状を出す」となると、とたんに別物のように考えてしまうようです。

だから、先ほども例に挙げたように、「健康に気を使って食べ物に気をつけています」とはいうものの、何か症状が出ると病院に行ったり、薬を飲んだりして「症状を止めよう」としてしまうのです。

あとでも詳しくお話しするように、たしかに「入れるもの」は大事です。

現に、**食べ物や食べ方を変えたら、長年、悩まされていた不調が消えてしまったという**実例は、私のクリニックだけでも多数あります。

しかし、いくら「入れるもの」に注意しても、「100パーセント、いいものを入れる」のは難しいといわねばなりません。

とくに土も空も海も汚れており、農薬や食品添加物などの有害物質も大量にはびこっている現代では、「多少なりとも毒が入ってくる」ことを受け入れなければ、何も始まりません。

そして**「100パーセントいいもの」がほぼ不可能だからこそ、「出す」ことも考えなくてはならない。**

それにはもちろん「便を出す」に始まり、「毒を出す」もありますが、「症状を出す」も含まれるのです。

ですから、そもそもの大前提として、「**症状とは、体が自分で自分を治すために出しているものであり、いいものだ**」という理解が必要です。

たとえば、なぜ、風邪を引くと熱が出るのでしょう。体に侵入したウイルスを倒そうと体が戦っているからです。

同じく、鼻水は外敵を鼻から追い出すために出るものですし、下痢は外敵を肛門から追い出すために出るものです。

喉にたんが絡むのも咳が出るのも、体が外敵にいち早く反応し、「入り口付近」で追い出そうとしているわけです。

要するに外敵によって**「出口」が違うだけで、起こっている作用は同じ**といっていいでしょう。

このように、前項で述べた痛みも含め、発熱、鼻水、下痢などの「出ている症状」は、すべて治癒に向かう体の反応です。

つまり「出せる体」とは、**「外敵と戦うパワーのある体」**なのです。

そこで私たちにできることといえば、戦っている体に余計な負担をかけないよう、休むことくらい。

それなのに、症状に対して解熱剤、鼻水止め、下痢止め、咳止めなどを使うのは、体に「自分で自分を治すな」といっているようなものでしょう。

となれば、出ている症状は、いわば「どうでもいい」もの。

こういうと語弊があるかもしれませんが、要するに、結果として現れている症状をなんとかするより、**症状を出している「何か」に目を向ける**こと。

根本的な原因は何なのかと、自分で考えられるようになることのほうが、よほど大切だということです。

食べ方を変えるだけで、自然治癒力がみるみる高まる！

便も汗も症状も「出せる体」は、自然治癒力が働く「強い体」です。

反対に、便も汗も症状も「出せない体」、そして体温が低い・血が足りない体は、自然治癒力が働かない「弱い体」であり、問題です。

私がベースとしている東洋医学では、**「体内の巡り」**を重視しています。

便秘やむくみは、体の排泄機能や代謝機能が落ちているということ、つまり「体の巡り」が滞っており、もっとも病気になりやすい状態といえます。

一方、体温が上がると免疫が上がるといわれるように、**低体温症はそのまま「低免疫症」**といってもいいほどです。

平熱は36度5分程度が通常とされていますが、これでもギリギリといってもいいくらいで、本当は37度程度――病院では「微熱」といわれるくらい、高めのほうがいいと考えられます。

さらに貧血は、鉄分を主とした栄養が足りない状態です。

全身に栄養や酸素を届ける血液を十分につくれていないわけですから、「出す」以前の問題というべきでしょう。

こうした**「出せない体」「弱い体」は、まさに万病のもと**といえますが、**食生活を変えるだけでも、ずいぶんと改善する**ことができます。

詳しくは1章でお話ししますが、たとえば低体温は、体を冷やす食べ物、とくに白砂糖や白い小麦製品を避け、根菜類やジビエ（野生動物の肉）など体を温める食べ物をとると効果的です。

実際、私のクリニックでも、こうした食事法で低体温（たいていは断薬など他の相談内容もあるのですが）を克服した患者さんがたくさんいます。

体温を上げるというと、風呂やサウナが思い浮かぶかもしれませんが、主に体の表面を温めるだけなので、低体温症にはあまり効果がありません。
ただ、半身浴や低温サウナは、いわば「汗をかくトレーニング」になります。汗腺が増えたり、反応しやすくなったりするため、汗を「出せない体」には効果的といえるでしょう。

貧血は、やはり**食事内容を見直すことが一番**です。

要するに「血の気」がないわけですから、血の気の多いもの、たとえば赤身の肉やレバーなど動物性の食品を、今より多く食べるようにするといいでしょう。

ちなみに貧血で病院にかかると、必ずといっていいほど鉄補給のためのサプリメントなどが処方されますが、あとでも触れるようにサプリの利用も善し悪しです。

まずは食事内容から、見直すことをおすすめします。

最後に便秘についてですが、まず**「毎日出なければ便秘」というのは、考えすぎ**だといっておきましょう。

なぜ便が出ないのか。

便があるのに出せないからなのか、そもそも便の材料がないからなのかを、見極めなくてはなりません。

もし、便が出なくて苦しいというのなら、野菜を食べる、水分を多めにとるといった対処が必要かもしれません。

でも、たとえ3日に1度だとしても、自分自身にスッキリ感があれば、それが自分のちょうどいいペースだということです。

ここでも、「毎日出さなくては不健康」という、いわゆる「健康意識が高い系」の強迫観念にかられると、すぐに便秘薬に頼ることになるのでしょう。

しかし、何が何でも出せばいいというわけではないのですから、痛み止めと同様、便秘薬を常用するのは最悪な対処法です。

薬で無理やり出しているうちに、大腸の自然なぜん動が起こらなくなり、薬なしでは出なくなっていきます。そればかりか、大腸が薬の刺激に慣れてしまうと、やがてはいくら薬を飲んでも出ない状態にまでなってしまうのです。

こうなったら、大腸を自然な状態に戻すのは至難の業です。
やはり、「症状」にフォーカスしないこと。
「便が出ていない、どうしよう。薬飲まなきゃ」などと、考えないことです。

1章

今日から始める「自然治癒力を高める」食べ方

避ける・入れる・出す――「食の大原則」に気をつける

本当の健康をつくっていくには、原理原則を知ることだといいました。
では、食の原理原則は何かといえば、非常にシンプルです。

1、悪いものを避ける。
2、いいものを入れる。
3、ちゃんと出す。

という3点に気をつけること。これが、「**食の大原則**」です。
体に入れたくないものを挙げ出したらキリがありませんが、食生活をある程度改め、自然治癒力が働く体をつくれば、多少、有害物質が入ってきてもきちんと出すことができます。

まず、「悪いものを避ける」というのは、体の毒になるものを極力食べないようにするということ。

代表的なものを挙げると、白い砂糖や白いご飯、白い小麦製品、質の悪い牛乳や質の悪い肉を控え、化学調味料や農薬を使った食べ物や、遺伝子組み換え食品および放射線にさらされた食べ物などを、極力避けるということです。

じつは、今いった**「控える」「極力避ける」という意識が、一番重要**といってもいいかもしれません。

とくに日本人には、いわゆる「ビビリ」が多いのか、世にはびこる毒について話すと、恐怖心ばかり募らせてしまう人も多いようです。

「悪いものを食べてはいけない」と注意するあまり、食事内容が偏り栄養不足に陥ってしまう人もいます。

これでは、いったい何のために、食に気をつけるのかわかりません。

いくらがんばっても、悪いものを100パーセント避けるのは不可能です。

前にも「100パーセントを目指すと、かえって不健康になる」といったとおり、あまり神経質にならず、**まず「食において、できること」から始める**、という意識も大切なのです。

私自身、今のところ何の不調もありませんが、その一番の理由は「**ある程度、妥協して食べている**」からだと思っています。

「ラーメン」や「粉もの」も時々は食べますし、新幹線の長旅ともなれば、お酒のお供に市販のおつまみも買います。もちろんラベルは、見ますけど。

こうした「ごく普通の日常生活」を送るなかで、「できるだけ悪いものを避ける」という選別眼を持つことがカギとなるのです。

100パーセントを目指さないほうがいいのは、原則2、3でも同じです。

「いいものを入れる」というのは、体に有害なものからなるべくフリーな、質のいいものを入れるということです。たとえば、「肉を食べる」といっても、その肉がどういう育ち方をした動物かによって、健康度は大きく分かれます。

無理せず、「できること」から始める

健康になるための食の大原則

1
悪いものを
避ける

2
いいものを
入れる

3
ちゃんと
出す

ただ、あまり神経質にならない!

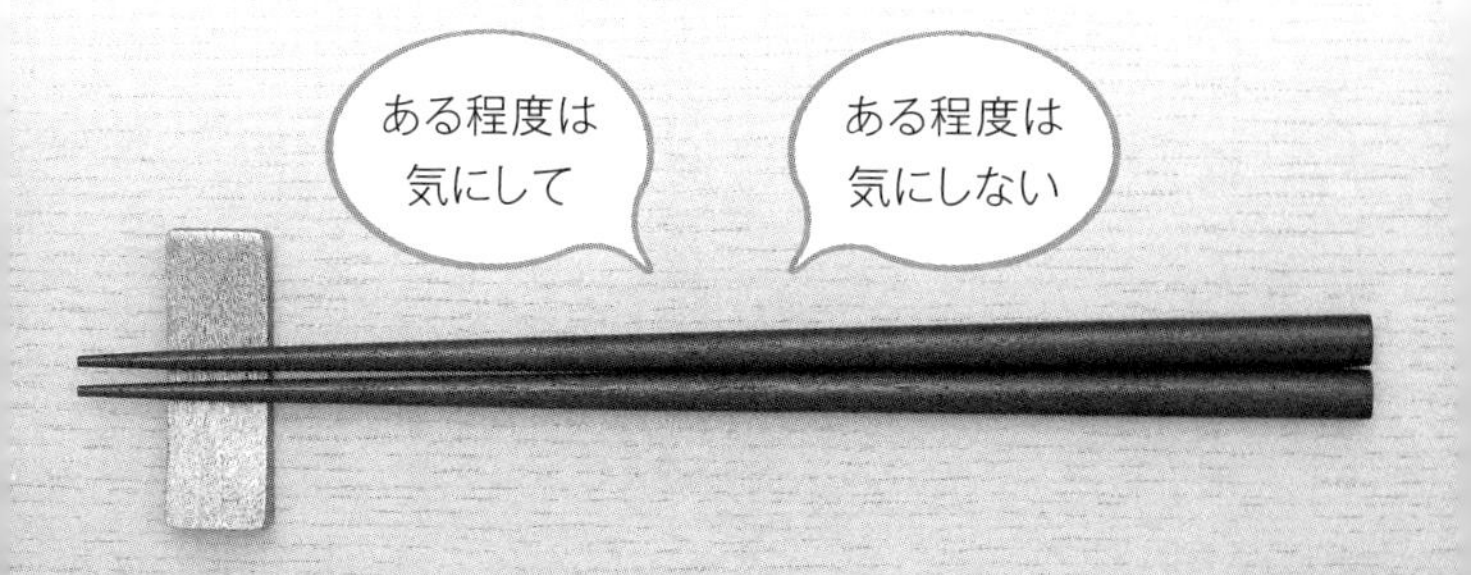

さらには、「ちゃんと出す」というのは、便を出すことに加え、汗を出すということも含まれます。

前に、低体温症の人は、動物性の食べ物を食べると基礎体温が上がるといいました。それは発汗量が増えるということでもあります。食を変えると、汗の量まで変わるといっていいでしょう。

ただし、ここでも神経質になることは禁物です。「便が出ない」「汗が出ない」と、「出せない」ことにばかりフォーカスせず、**「正しい食べ方をすれば体は自然と健康に整っていく」**というくらい、大らかに構えておきましょう。

最初にもいったように、健康は充実した人生を送るための一手段です。

ということは、その健康をつくる方法もまた、単なる手段にすぎません。

「いい食事をすること」が人生の目的のようになっては、それこそ本末転倒です。

何より自分の人生の充実度が優先されるよう、**「ある程度は気にして、ある程度は気にしない」**というバランス感覚を持ってほしいと思います。

社会毒――「何を食べるか」より「何を食べないか」

私はフェイスブックや講演などで、「**社会毒**」という言葉をよく使います。狭くは農薬や化学調味料、薬などの有害人工物、広くは砂糖や精製穀類など、人の手によってつくられた「糖の塊」を指します。

繰り返し、こうした社会毒についてお伝えしてきたのは、**「何を食べるか」よりも「何を食べないか」のほうが大事**、という考えがあるからです。

ただ、社会毒の話をするほど、先にも触れたように、過度に神経質になり、「食べること」自体を恐怖に感じてしまう人は珍しくありません。

現に私も、「じゃあ、先生は何を食べているのですか?」「気にしていたら、食べるものがなくなってしまうのでは?」と、何度いわれたかしれません。

やはり、「何を食べたらいいのか」が、もっとも気になるのが人情なのでしょう。

具体的な食べ方は次項からお話しするとして、まず、食べるうえで大前提となるのは、**食べるものの「質」**と、私たちの**食の「歴史」**です。

「質」というのは、たとえば、牛肉であればホルモン剤や抗生物質を投与されておらず、放牧され自然の草を食べて育った牛の肉を食べる。

魚であれば、大半が薬まみれの養殖魚ではなく天然魚、それも放射線被害が比較的少ないと思われる日本海側、西側の魚を食べる。

鶏肉や卵であれば、狭い鶏舎ではなく平飼いで育ち、遺伝子組み換え飼料ではない飼料を食べて育った鶏や、そういう鶏が産んだ卵を食べる。

野菜は、できるだけ農薬や化学肥料を使っていない野菜、さらに可能なら肥料すら使っていない「自然農法」の野菜を食べる。

といったことです。

この話は、2章で「避けるべき食べ物」についてお話しする際にも、詳しく説

最低限、ここだけは気をつけよう!

牛肉

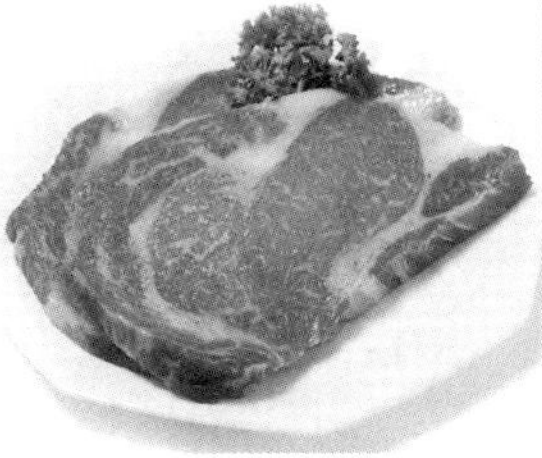

放牧され
自然の草を食べて育った
ものを食べる。

魚

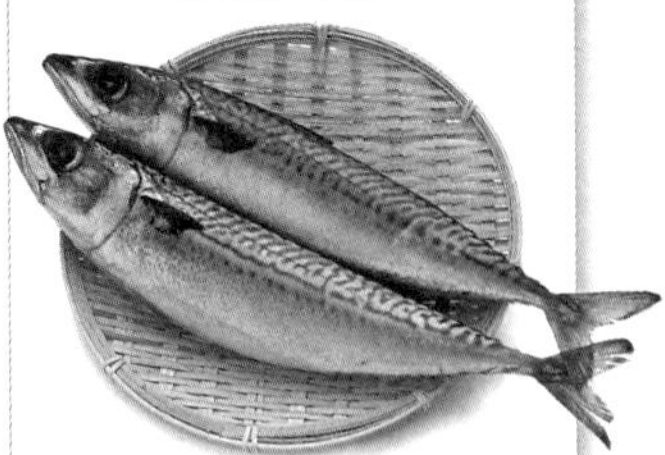

養殖魚ではなく
天然魚を食べる。

鶏肉や卵

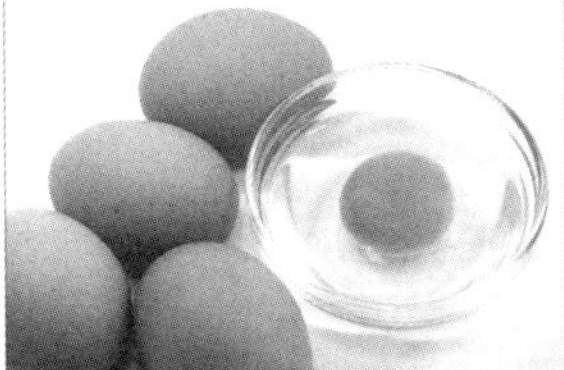

平飼いで育ち、遺伝子組み
換えではない飼料を食べて
育った鶏、卵を食べる。

野菜

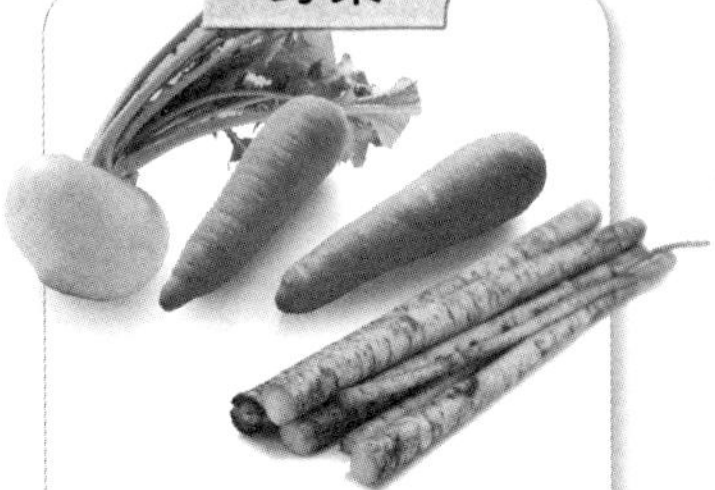

できるだけ農薬や
化学肥料を使っていない
野菜を食べる。

明しましょう。

では、もう1つ意識したい「歴史」とは、いったいどういうことでしょうか。

じつは食べ物の「質」以前に、**私たちの体に適した食べ物と、適していない食べ物**があります。

日本人はいったいどこからやってきたのか、それにはいろいろな説がありますが、祖先たちは、この土地でとれる食べ物に数千年単位の時間をかけて適応してきました。

今は、世界中のどんな食品も手に入る時代です。

便利ですし、「食べる楽しみ」が広がるのも悪いことではありません。

ただ、その反面、**「古来、自分たちの祖先が栄養源としてきた食べ物」**が、見過ごされがちになることも事実です。

たとえば、私は牛乳の有害性をよく指摘しますが、地球上には乳製品を貴重なたんぱく源としてきた人たちもいます。

彼らは、その土地で栄養を得る効率的な方法として、「牛ややぎから乳を搾る」という方法を編み出し、体を適応させてきました。そうしないと、その土地では生き延びられなかったからです。

では日本人はどうかというと、日本で牛乳を飲む習慣が根づいたのは戦後、つまり、せいぜい70年程度の歴史です。

今までほとんどとってこなかったものに、すぐに体は適応できません。そのため、日本人は世界でも1、2を争うほど「乳糖不耐症」（乳に含まれる糖を体が受けつけないこと）の人口が多いといわれています。

私が「牛乳なんて無理して飲む必要はない」ばかりか、「飲んだら害」とまでいっているのも、**「日本人だからこそ」という条件つき**なのです。

といっても、伝統食だけを食べるべきということではありません。

自然治癒力が働く体になる食べ方は、今の体調や今までの食事内容などにもよるため、歴史によってすべて判断できるわけではありません。

あるいは、「日本人の体に合わない牛乳」だって、味が好きなら、質は重視したうえで、**たまに嗜好品として楽しむくらいはいい**でしょう。

ただ、こうしたもろもろのことを差し引いても、そもそも自分の体に合っている食べ物なのか、祖先たちも食べてきたものなのか、という歴史的な観点は重要です。

自分では何も考えることなしに、「これ」と決めつけたものに傾倒するのは、いってみれば、手法に振り回されているだけ。

そこに**自分で考えるという過程がないことが、問題**なのです。

本当に健康な体、自然治癒力が働く体をつくるには、自分で調べ、考え、納得して実践することが、もっとも効果的です。

だからこそ、大前提として食べ物の「質を問うこと」「歴史に思いを馳せること」。

この2つが、健康になる食べ方の土台になると考えてください。

あなたに必要なのは「栄養食」？それとも「デトックス食」？

では、「どんな食べ方をすればいいのか」を、具体的に話していきましょう。

まず考えたいのは、「解毒」か「栄養補充」か、より自分が必要としているのはどちらか、ということです。

「解毒」は「出す」ことであり、食べ方は**「農耕型」**といえます。

「栄養補充」は「入れる」ことであり、食べ方は**「狩猟型」**といえます。

◇「出す」（解毒）――「農耕型」のデトックス食

「玄米菜食」「マクロビオティック」「ナチュラルハイジーン」、一部の「ローフード」

などに代表される食べ方です。

また、「ま・ご・わ・や・さ・し・い」（豆類、ごま、わかめ〈海藻〉、野菜、魚、しいたけ〈キノコ類〉、いも類）と発酵食品が豊富な伝統和食も、どちらかというと、こちらに入ります。

動物性食品は、食べても魚や卵、鶏肉（2本足の肉）、あるいはまったくとらず、**野菜と豆、玄米が主な内容**です。

野菜も豆も玄米も、フィトケミカル（ポリフェノールに代表される、身体機能には直接関係しないが、体によい影響を与えるとされる物質）や食物繊維が豊富であり、この食べ方に切り替えると体の排泄力が高まります。

そのため毒を入れず、「解毒」に向いた食べ方といえます。マクロビオティックが添加物や農薬に気をつけているのは、みなさんもご存じのとおりです。

●「農耕型」のデメリット

いも類、穀類、糖類（ハチミツや甜菜《てんさい》糖などをとるため）の「トリプル糖質」

で糖質過多となり、糖尿病や低血糖症へとつながる危険があります。

また、肉類、魚類、卵をほとんどとらないため、**注意しないと栄養不足気味**になります。

玄米菜食やマクロビオティックを熱心に実践している人に、「顔が土気色で生気がない」「肌ツヤがよくない」「覇気がない」といった特徴がよく見られるのは、そのためと推測されます。

◇「入れる」（栄養補充）――「狩猟型」の栄養食

肉、魚、卵といった動物性食品を積極的にとる一方、穀類はほとんどとらないものの代表格が「糖質制限食」です。耳慣れないかもしれませんが、「先住民食」「パレオダイエット」「ケトジェニック」などいろんなジャンルがあります。

肉は、牛、豚、鶏、ジビエ（野生の鹿、猪、鴨などの獣肉）が中心で、魚は、あじ、いわしなどの小型のものから、カツオ、マグロなどの大型のものまで幅広くとり

―― 2つの「いいとこどり」をしよう

「狩猟型」の栄養食とは？

効能 栄養補充

特長 肉、魚、卵といった動物性食品を積極的にとる一方、穀類やいも類はほとんどとらない。

食べ方 「糖質制限食」「ケトジェニック」などが代表的な食べ方。
肉は牛、豚、鶏、ジビエ（野生の鹿、猪、鴨などの獣肉）など。牛ステーキはレア、魚は刺身、なめろう、たたきや煮物など低温調理がおすすめ。

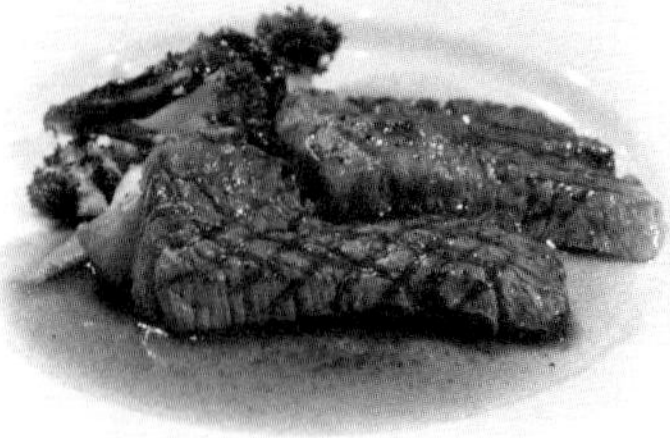

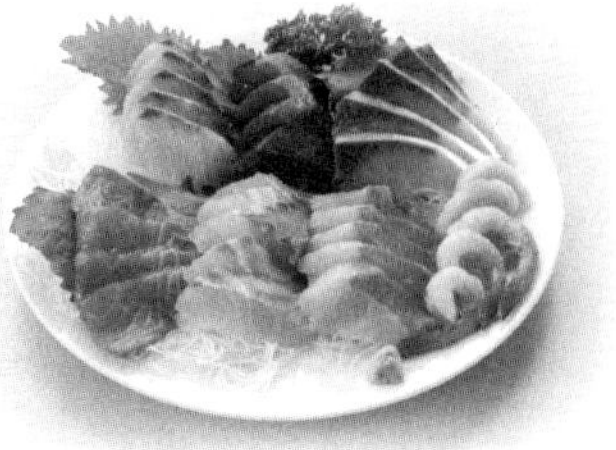

デメリット
- 動物が育つなかで取り入れてしまった有害物質を一緒にとってしまう恐れがある。
- 栄養は十分に足りているのに、毒のせいで体調を崩す危険もある。

野菜中心の「農耕型」、肉中心の「狩猟型」

「農耕型」のデトックス食とは？

効能 解毒、排泄力を高める

特長 野菜と豆、玄米が中心の食事。動物性食品は、食べるとしても魚や卵、鶏肉だけ。

食べ方 「玄米菜食」「マクロビオティック」などが代表的な食べ方。

豆類、ごま、わかめ（海藻）、野菜、魚、しいたけ（キノコ類）、いも類などや、発酵食品が豊富な伝統和食なども入る。

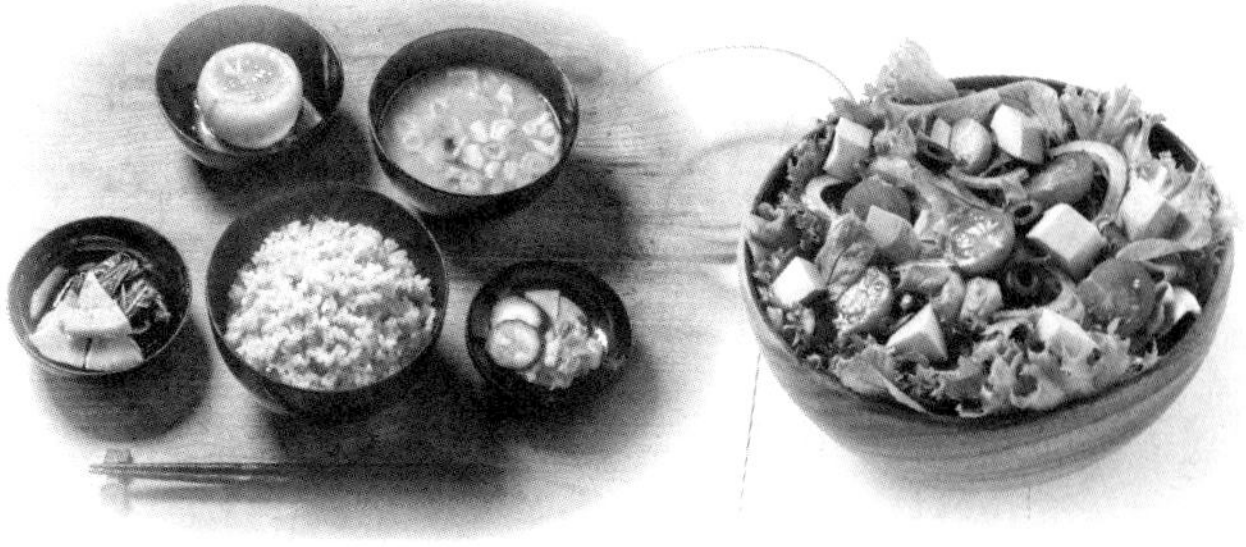

デメリット

- いも類、穀類などによって「糖質過多」となり、糖尿病や低血糖症を招く恐れがある。
- 肉類、魚類、卵をほとんどとらないため、注意しないと栄養不足気味になる。

ます。

動物性食品には、体に必要な脂質、たんぱく質のほか、ビタミン、ミネラルも豊富なため、**栄養不足で体が弱っている人に適しています。**

糖質過多で体を傷めることもまずありません。

●「狩猟型」のデメリット

大気汚染、土壌汚染、海洋汚染が進む現代では、動物が育つなかで取り入れてしまった有害物質を、その動物の肉と一緒にとってしまう危険があります。

とくに食物連鎖の上位に行くほど、毒が濃くなります（これを「生体濃縮」といいます）。

そのため、「質」を問わずに肉や魚を食べ続けていると、栄養は十分に足りているのに、毒のせいで体調を崩す危険があります。

つまりは、「**野菜ばかり食べて出すか**」、「**肉類、魚類をたくさん食べて栄養を**

補うか」という違いですが、それぞれデメリットがあることも見過ごせません。

中国薬膳などでも、個々の体質によって合う食べ物、合わない食べ物を指導しますが、それと同様、**農耕型、狩猟型のどちらが適しているかは、人によります。**

同時に、どちらか一方だけに偏るのではなく、両方をバランスよく取り入れたほうがいい場合もあります。

クリニックでは、専用の機器を使って、適した食事法を調べます。

今まで見てきた感じでは、何らかの不調に悩まされている場合、「農耕型にしたほうがいい人」「狩猟型にしたほうがいい人」の割合は半々くらいでしょうか。

もちろん専用機器を使わずに見極める方法もありますが、それには、まず自分自身を注意深く振り返ってみなくてはなりません。

「農耕型」と「狩猟型」のいいとこどり——食べ方の基本

2つの食べ方のうち「自分はどちらがいいの？」と思う人もいるでしょう。

ただ、今、よほど調子が悪いということでなければ、ひとまず**両方の「いいとこどり」をすることをおすすめ**します。

栄養たっぷりの「狩猟型」を半分くらい、毒を入れず解毒を意識して発酵食品も重視する「農耕型」を半分くらいという感じでしょうか。

私自身は「狩猟型」55パーセント、「農耕型」45パーセントくらいです。

前項で挙げた「ま・ご・わ・や・さ・し・い」の食材（ただし、いも類は控えめに）と、納豆や味噌などの発酵食品をとるようにすれば、ちょうどよく「農耕型」の「いいとこどり」ができます。

これらは日本人が古来、食べてきたものですから、最初に述べた「歴史」という観点からも理にかなっています。

もちろん、大前提である「質」はつねに意識してください。

避けたい社会毒については2章で詳しくお話ししますが、それらを使っていないものをなるべく選ぶようにします。

関連書を開けば、「農耕型」は「狩猟型」の批判をし、「狩猟型」は「農耕型」の批判をし、と、専門家の間でも見方が真っ二つに割れており、大論争が終わる気配はありません。

でも、どちらかが絶対的に正しいということはなく、いってしまえば、どちらとも、自らのデメリットには目をつぶっています。

そんななかで「自分たちのほうが正しい」と批判し合うこと自体が、不毛としかいえません。

だからこそ、メリットとデメリットをよくよく考え合わせ、「農耕型」と「狩猟型」の「いいとこどり」をすることを、私としてはおすすめしたいのです。

体が「陰に偏っているサイン」「陽に偏っているサイン」

農耕型と狩猟型の、「いいとこどり」をすること。

これが私のすすめる食べ方の基本ですが、なかには、何らかの不調を改善するために、これを取り入れたいという人もいるかもしれません。

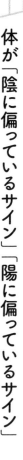

その場合は、体の状態によっていったん極端に、農耕型か狩猟型か、どちらかの食事に切り替えてみるのもいいでしょう。

とにかく、まずは、今の自分の体をよく振り返ってみてください。

1、「反応性低血糖」を起こしていないか

ご飯を食べて2～3時間後に眠くなる、だるくなる、気持ち悪くなる……など、

食事の数時間後に活動力が急激に落ちることに心当たりがあるのなら、反応性低血糖が起こっていると見たほうがいいでしょう。

食事でとった糖質によって血糖値が急激に上がると、血糖値を下げるインスリンというホルモンが大量に分泌され、今度は急激に血糖値が下がる。そのため、急に眠くなったり、頭がぼーっとしたりする。

これが「反応性低血糖」です。

この症状が著しく見られる人は、とくに**糖質をとった際の血糖値の上がり具合が激しい**と考えられます。

問題は、食事の数時間後に頭がぼーっとすることだけではありません。反応性低血糖を放置すると、インスリンの大量分泌→血糖値の急降下が繰り返されることで、血糖値の調整機能が狂ってしまうのです。

血糖値の調整機能が狂うというのは、インスリン分泌に不具合が起こるということであり、高血糖が続くようになってしまいます。

これが糖尿病の始まりです。

加えて、インスリンの分泌が不具合を起こすと、連鎖反応のようにして、他のホルモンの分泌も狂います。

たとえば、思考力や活動力を司るホルモンの分泌に狂いが生じ、統合失調症、うつ病、パニック障害など、世の中では精神疾患といわれる症状が現れる場合もあります（精神疾患と糖質との関連性は、溝口徹氏などの本に詳しく解説されています）。

こうしたさまざまな不調の入り口ともいえる反応性低血糖は、糖質の多い食生活によって起こります。

現在、明確な症状が出ていなくても、甘いものを食べると安心する、朝ごはんには山盛りの白いご飯を食べると元気が出るなども、反応性低血糖の予備軍といえます。

思い当たる人は、いったんは「糖質制限食」である、狩猟型の食生活に切り替えたほうがいいでしょう。

あなたに必要な食べ方をチェック!

該当する項目はいくつある?

- □ ① 食事の数時間後に眠くなる
- □ ② 貧血である
- □ ③ 低体温だ
- □ ④ 冷え性に悩んでいる
- □ ⑤ むくみやすい
- □ ⑥ 肌ツヤが悪い
- □ ⑦ 髪にコシやツヤがない
- □ ⑧ 爪が変形していて割れやすい
- □ ⑨ 肌や毛根が変に脂っぽい
- □ ⑩ ジャンクフードが好き
- □ ⑪ チェーン店が好き
- □ ⑫ 吹き出物が出やすい
- □ ⑬ 化学物質が苦手
- □ ⑭ ほてる
- □ ⑮ イライラしやすい
- □ ⑯ 派手で流行もの好き

①〜⑧までに多くあてはまれば、**「狩猟型」**の食事に切り替える。
⑨〜⑯までに多くあてはまれば、**「農耕型」**の食事に切り替える。

2、「陰」に偏っているか、「陽」に偏っているか

東洋医学では、体調を「陰と陽のバランス」で考えます。

この考え方でいうと、「解毒」に向いている**農耕型は「陰の食事」**であり、体調が「陽」に偏っている人に適しているといえます。

反対に、「栄養補充」に向いている**狩猟型は「陽の食事」**であり、体調が「陰」に偏っている人に適しているといえます。

では、体の陰陽のバランスは、どのように見極めたらいいでしょうか。

たとえば、**「貧血」「低体温」「冷え性」「むくみ」**が見られる人は、栄養が足りていない状態です。

貧血は、いうまでもなく血液をつくる栄養が足りていない状態ですし、低体温や冷え性は、体に熱を蓄える筋肉が足りていないということで、やはり栄養不足です。

「むくみ」は、体内の水分や老廃物の代謝、排出が滞ることで起こりますが、代

謝や排出にはアルブミンというたんぱく質が欠かせません。

アルブミンがこれらを「回収」し、排泄経路に乗せてくれるのです。

そういう意味で、「むくみ」も栄養不足が原因といえます。

簡単な血液検査でわかりますが、アルブミン値は、4台程度の数値は最低限あったほうがいいでしょう（糖質制限食の提唱者はもっと多くといいます）。最近は3台の人が多いのです。

また、肌の色ツヤが悪かったり、髪にコシやツヤがなく、爪が割れやすいとか変形しているとか、毛髪量も減っていたりしたら、これも栄養不足のサインです。

肌や髪の組成、健康維持にも、たんぱく質や脂質やビタミン・ミネラルが欠かせません。「貧血」「低体温」「冷え性」「むくみ」「不健康そうな肌や髪」……これらは、すべて栄養不足であり、すなわち**生気が足りない状態、「体が陰に偏っている」サイン**といえます。

「1日3食食べているのに、栄養不足？」と思ったのなら、それは「食べている内容」がよくない証拠です。

まず考えられるのが、食べ物の「質」の問題です。

レトルトフードやファストフード、出来合いのお惣菜など、「毒」まみれ（どんな毒かは後述します）のジャンクフードばかりでは、「しっかり食べていても栄養失調」という状態になるからです。

あるいは、「肉類は太るから」と、**野菜や豆類ばかり食べていませんか？**

野菜は、食物繊維などによって「出すこと」には大きく寄与しますが、体をつくり、パワーを蓄える栄養源にはあまりなりません。吸収率も悪いですし。

体をつくり、パワーを蓄えるには脂質とたんぱく質が不可欠です。

農耕型で食べる豆類も、脂質、たんぱく質の補給源といえなくもありませんが、もっとも効率的なのは、やはり肉類です。

こうした栄養不足が思い当たるとしたら、いったん「陽」である狩猟型の食生活に切り替えてみるといいでしょう。

反対に、肌や毛根が変に脂っぽい人は、脂質、それも「悪い脂質」のとりすぎが考えられます。吹き出物などは、体に悪いものが溜まっていると思われます。「悪い脂質」は、脳卒中や心筋梗塞など、大きな血管疾患を招く危険がありますから、まず「解毒」するのが望ましいでしょう。

生活様式だと成金のような感じだったり、チャラチャラしていたり流行りものにばかり手を出したりする傾向があって、社会的なトラブルを抱えている人も少なくありません。

また、**「高血圧」「ほてり」「イライラ」**は、**「体が陽に偏っているサイン」**です。といっても、いわゆる「健康診断の標準値」は低く設定されており、薬を売り込むための病気をつくる源になっています。よって、コレステロール値と血圧には、あまり神経質になることはありません。

私は、東海大学名誉教授・大櫛陽一氏が作成した正常値を参考にしています（68～69ページ）。ここでも、コレステロール高め、血圧高めと出たら、食事を見直す必要があるかもしれません。

—— 性別・年齢別でこれだけ違う!

性別·年齢別の正しい「正常値」(大櫛陽一氏作成)

40－44歳		45－49歳		50－54歳	
数値		数値		数値	
男性	女性	男性	女性	男性	女性
90 - 148	79 - 138	90 - 150	82 - 142	90 - 155	82 - 151
54 - 95	48 - 86	53 - 99	49 - 90	55 - 101	49 - 94
139 - 265	137 - 246	142 - 267	141 - 261	144 - 269	154 - 280
65 - 181	57 - 157	67 - 183	62 - 171	67 - 185	72 - 186
13 - 172	18 - 96	7 - 194	19 - 101	6 - 180	26 - 108

65－69歳		70－74歳		75－79歳	
数値		数値		数値	
男性	女性	男性	女性	男性	女性
98 - 165	91 - 164	99 - 168	97 - 165	102 - 167	100 - 166
58 - 100	54 - 97	57 - 99	54 - 96	55 - 95	55 - 95
143 - 265	162 - 281	140 - 263	159 - 277	137 - 258	150 - 278
72 - 180	81 - 191	71 - 178	76 - 194	73 - 174	74 - 194
19 - 161	4 - 159	16 - 162	23 - 157	30 - 135	15 - 169

(一社)日本総合健診医学会

「健康数値」は、この「正常値」を参考にしよう

検査項目		現在、正常とされている数値 男性	現在、正常とされている数値 女性	30－34歳 男性	30－34歳 女性	35－39歳 男性	35－39歳 女性
血圧	収縮期血圧	90-130 mm/Hg		93 - 145	80 - 131	92 - 144	78 - 134
	拡張期血圧	89 mm/Hg		53 - 89	48 - 80	54 - 92	49 - 82
脂質代謝	総コレステロール	140-219 mg/dl		127 - 250	123 - 235	135 - 258	131 - 239
	LDL コレステロール	120 mg/dl		59 - 170	50 - 141	63 - 176	57 - 144
	中性脂肪	149 mg/dl		25 - 129	21 - 83	14 - 162	16 - 91

検査項目		現在、正常とされている数値 男性	現在、正常とされている数値 女性	55－59歳 男性	55－59歳 女性	60－64歳 男性	60－64歳 女性
血圧	収縮期血圧	90-130 mm/Hg		88 - 161	78 - 159	92 - 164	88 - 159
	拡張期血圧	89 mm/Hg		56 - 102	50 - 97	57 - 101	52 - 97
脂質代謝	総コレステロール	140-219 mg/dl		144 - 269	161 - 286	143 - 267	163 - 283
	LDL コレステロール	120 mg/dl		68 - 186	80 - 192	72 - 183	82 - 192
	中性脂肪	149 mg/dl		1 - 179	12 - 138	20 - 163	24 - 134

以上、「肌や毛根が変に脂っぽい」とか、「高血圧」「イライラする」とか、生活様式が派手すぎる人が病気になったとか、「化学物質が苦手」に思い当たる人は、いったん「陰」の農耕型の食事に切り替えるといいでしょう。

白いご飯や小麦製品、欧米食は控え、先にも挙げた「ま・ご・わ・や・さ・し・い」＋発酵食品をとるようにすると、スッキリ改善していくはずです。

体調で見極めが難しいのは、顔はほてるのに手足の末端は冷えているという、いわゆる「冷えのぼせ」です。

結論からいえば、**狩猟型で改善するケースのほうが多い**ようです。

「冷えのぼせ」は、たいてい体の内側が冷えており、その代わりに頭のほうがほてり、それによってさらに手足の熱が奪われている状態です。

したがって、体の内側を温めることが根本的な解決策であり、それには栄養豊富な狩猟型が適しているというわけです。

「野菜ばかり食べても、健康にはなりません」

色とりどりの野菜を見ると、つい「栄養たっぷり！」と思いがちですが、じつは、**野菜は栄養補給には向かない食べ物**です。

まず、そもそも多くの野菜には脂質、たんぱく質があまり含まれていません。

脂質とたんぱく質は、細胞の材料となって体を形作る意味でも、エネルギー源となって体を動かす意味でも、ホルモンの材料となって心身を正常に機能させる意味でも、絶対不可欠な栄養素です。

それを補うのに適しているのは動物性食品であって、野菜ではないのです。

とはいえ、「野菜を食べる意味はない」と、いうわけではありません。

前でも少し触れたように、野菜は食物繊維に富むほか、体によいとされるフィトケミカル、ビタミン、ミネラルを含んでいます。

食物繊維は、胃や小腸で消化や吸収がされにくく、大腸まで達します。

そこで大腸内に溜まった老廃物や有害物質を含んだ便となり、体外へと排出されます。これが食物繊維の最大の役割です。便に消化されないごぼうなどが混ざるのも、これと一緒です。

一方、ビタミン、ミネラルは、微量でも、体内のさまざまな代謝に関わる不可欠な物質です。

フィトケミカルの効能はまだ全貌がわかっていませんが、高い抗酸化作用があり、ガン抑制効果などが期待できるとされています。

このように、野菜を食べるメリットは、もちろん、あります。

でも、以上の説明からわかるように、あくまでも**「排泄、代謝、抗酸化」といった体内サイクルを回す機能に役立つ**のであって、土台である体をつくったり、

「野菜を食べる意味」を考えてみよう

野菜の主な栄養と役割

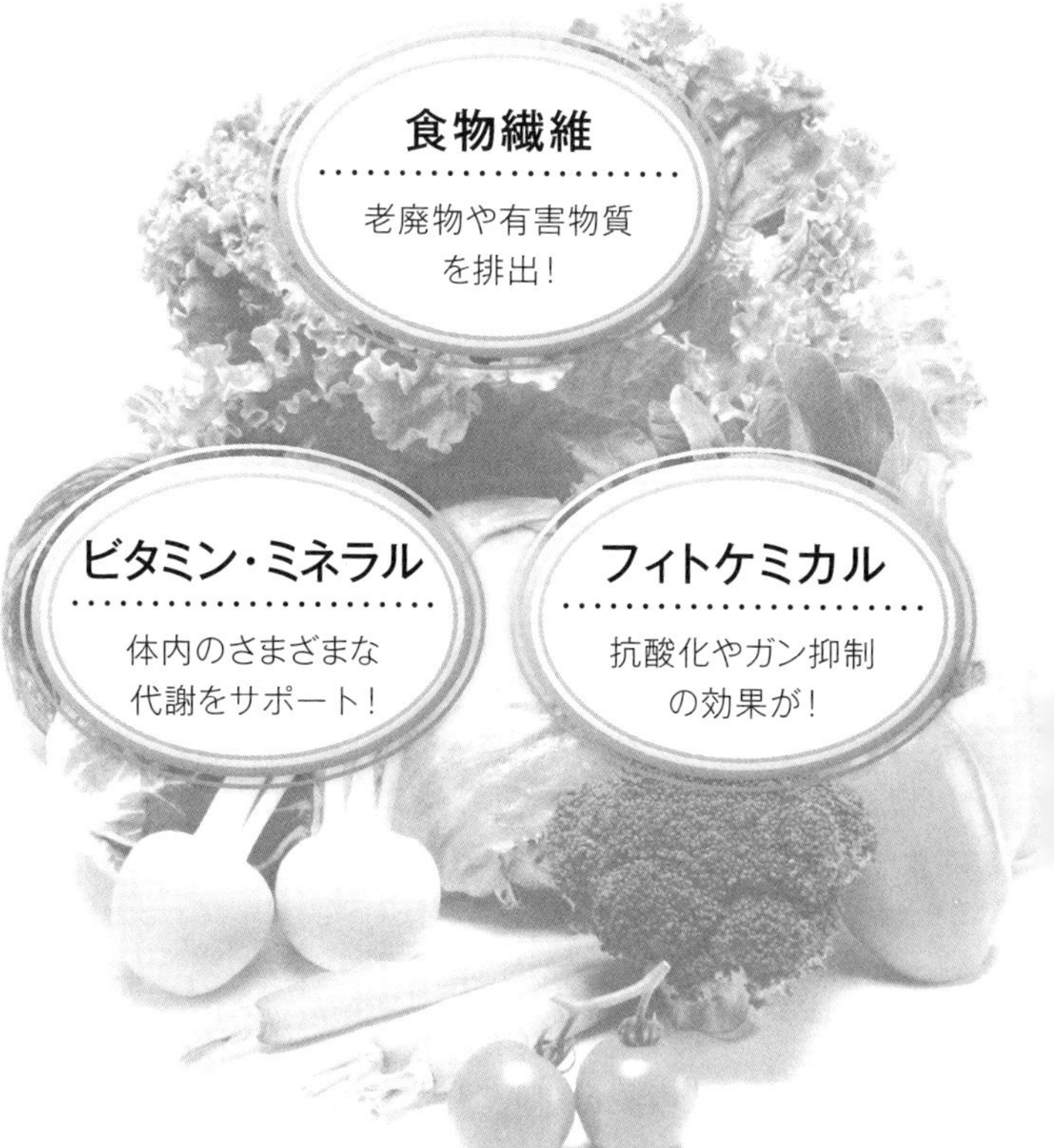
食物繊維
老廃物や有害物質を排出!
ビタミン・ミネラル
体内のさまざまな代謝をサポート!
フィトケミカル
抗酸化やガン抑制の効果が!

体を動かすパワーの源になったりはしません。

栄養とは、本来、体の元となり、エネルギーを生み出すものを指します。

もちろん、4つもの胃と長い腸をもつ牛などの反芻《はんすう》動物のように、食物繊維を丁寧に咀嚼《そしゃく》しては消化吸収し、それで体を大きくしている生物もいます。

人間も、狩猟採集から農耕へとライフスタイルが変わるにつれて、徐々に野菜や穀類を消化できるように、体が変容してきたと考えられます。

それでもなお、もとは狩りを行ない、肉ばかり食べてきたのが人類です。

その歴史の長い末端にいる私たちの体においても、やはり野菜の本来の役割は「栄養」とはいえません。

玄米菜食やマクロビオティックなどの農耕型の食事が、「解毒」に向いているといった理由も、これに尽きます。

野菜は栄養素を期待して食べるものではなく、**「溜まったものを出す」ことを期待して食べるもの**だから、というわけです。

自然治癒力を高めるには「肉食」こそ大事

ここまでの説明で、「農耕型」「狩猟型」の特徴、メリットやデメリットはだいたいおわかりいただけたのではないでしょうか。

今の世の中には、さまざまな毒がはびこっています。

食に含まれる毒については2章で説明しますが、それ以外にも、産業廃棄物系の毒や、放射性物質、薬や石鹸などに含まれる界面活性剤といった石油由来の物質など、挙げ出したらキリがありません。

こういう情報はすでにかなり一般的に行き渡っており、そこで多くの人の関心は、まず「毒を出すこと」に向くのでしょう。

本書で「農耕型」と呼んでいる玄米菜食やマクロビオティックは、まさにそうしたニーズに応えるものといえます。

彼らの考え方は、いってみれば**「引き算思考」**。

もっとも重視するのは「悪いものを入れないこと」と「悪いものを出すこと」です。

それもかなり徹底しており、たとえ栄養状態が多少悪くなっても、とにかく「出せるようにすること」を最優先しているように、私には見えます。

たしかに、日々、私たちが接している毒の多さを考えると、理にかなっている部分はあるといっていいでしょう。

ただ、そうはいっても、やはり**「出す」だけでは丈夫な体はつくれません**。

引き算思考だと、悪いものは入ってこないと同時に、栄養も十分ではなくなるからです。

「解毒」は、いわば「引いていく」ことで体をまっさらな状態、ゼロの状態にするようなもの。

そのあとに、今度は**どんなものを「足していく」かが、重要**です。

私のクリニックにも、「解毒したい」とやってくる人はとても多いのですが、いざ検査をしてみると、**本当に解毒が必要な人は全体の半分くらい。**

あとの半分は、むしろ肉などをたくさん食べて栄養をつけたほうがいいケースなのです。

農耕型の食事をメインにすれば、たしかに便がどっさり出て、「解毒した感」は高まるでしょう。

でも、もともと栄養不足だったり、農耕型にすることで栄養不足になったりするせいで、いくら解毒しても、ちっとも不調から脱することができない、ということにもなりかねません。

体内の有害物質や老廃物を「出す」のは大切ですが、一番の目的は「自然治癒力が働く体」をつくること。

そのためには、「出す」以上に、しっかり「足す」ことが必要なのです。

長生きでも「不健康な長生き」をしない知恵

前に、東洋医学は「陰陽のバランス」で健康状態を考える、といいました。

その考え方にのっとれば、体が陰に寄りすぎている人は陽の食事に、陽に寄りすぎている人は陰の食事にシフトすると、陰陽のバランスが整い、健康度を上げることができる、という話でした。

農耕型と狩猟型、どちらかが絶対に正しいことはないように、陰陽どちらのほうが多いといいということもありません。

こういうと、「玄米菜食で長生きしている人もいるじゃないか」という人も、いるかもしれませんが、問題はその**長生きが「健康的か、どうか」**です。

人間の体は、もともと飢餓に対応できるようになっていますから、栄養が足りないなら足りないで、そのなかでなんとかやりくりしようとします。

いわば「細く、長く」生きられるように、体が適応するのです。

少し前に、1日1食にすると長寿遺伝子（サーチュイン遺伝子）がオンになる、という話が流行りましたが、それと似たような感じと考えていいでしょう。

こういう「省エネタイプ」の体で問題なのは、**いったん体調を崩すと、「戦うパワー」がないために回復しにくい**ことです。

そのため、農耕型の食生活に偏っている人には、つねに何かしら不調を抱えながら、なんとか体の「省エネ対応」でもたせている……という状態になっている人も少なくありません。

農耕型で長生きとは、いわば「陰が持続している」状態であり、その内実は**「不健康な長生き」かもしれない**、ということです。

マクロビオティックをやっているけど、何十年も病気を患っている人がいないか、少し観察してみてください。

一方、狩猟型は栄養を補いますが、これは農耕型とは逆に「陽の持続している状態」といえます。

前に、「症状を出せる体」は「戦えるパワーのある体」だと説明しましたが、あまりにその状態に偏りすぎた状態は、陽に寄りすぎているときがあります。

これは、先に説明した農耕型にありがちな「細く、長く」に対し、「太く、短く」生きることにつながりかねません。

イメージとしては、パワーあふれるスポーツ選手が、若くして突然死するような感じです。

スポーツ選手で焼肉やステーキが好きといって、早逝している人が実際に多くいますよね。

解毒することで栄養不足になることが問題とはいいましたが、**栄養状態さえよければそれでいいというわけでもない**のです。

現代社会においては**陰と陽は、どちらが持続しても、あまりいいことはありません。**

たしかに、前にもいったように、痛みや発熱といった症状を「出すべきときに出せる体」であることは大切です。

でも、**一番の健康体とは、症状を出す必要のない体**であり、それは陰陽のバランスがとれたときに得られるものなのです。

そういう意味でも、やはり、手法に振り回されないこと。

いろいろなメリットもデメリットも、その方法を続けた場合の帰結も含め、自分で調べ、考え、納得して実践していくことが大切です。

「肉を食べて胃がもたれる」は大問題!?

胃腸の調子が悪いときは、消化のいい、うどんやおかゆを食べる。

日本人の間ではかなりスタンダードな対応であり、胃腸の調子が悪いときに肉を食べる人は、ほとんどいないでしょう。

「肉は消化に悪い」と思われているからです。

「年のせいか、最近は、肉を食べると胃がもたれるんだよね……」という話も、よく聞きます。

しかし、ここには大きな誤解が潜んでいます。

動物の**肉は、じつはもっとも消化のいい食べ物**といってよく、**「肉を食べると胃がもたれる」というのは、かなり問題**と見るべきなのです。

「肉はもっとも消化のいい食べ物」とは、にわかには信じられない人もいるかもしれません。

そういう人は、ちょっと汚い話なのですが、食べてから1時間後にゲロを吐いてみてください（笑）。

だいたい、口から戻したときに出てくるのは、未消化の野菜の繊維や、ご飯や麺類のはずです。肉や魚類はすでにぐちゃぐちゃになっていて、形がほぼありません。

消化というのは、食物を胃酸や酵素によって分解する行為ですが、**主たる目的はたんぱく質の分解**であり、だからこそ動物性食品は形が残りません。

逆にいえば植物性食品は非常に細胞壁が強固なため、胃酸でもなかなか分解されないのです。

これが物語っているように、肉や魚はご飯や麺類より速やかに胃や小腸で消化・吸収されるのです。植物性のものは分解されるにしても胃よりもあとであり、消化率も低いので植物が便に混じることが多いですよね。

今までにもお伝えしてきたように、農耕より先に長く狩猟を行なってきた**人類の食性は、本来「肉食」**です。

食物連鎖でも上位に位置していますから、いわばサバンナなら「ライオンに近い生き物」といっていいでしょう。

実際、先住民（狩猟民族）と農耕民族を比べてみても、先住民のほうがはるかに平均寿命は長く、現代に見られるような病気も存在しなかったということが、さまざまな研究によって示唆されています。

現代食が人間の体を退化させてしまった、といえるのです。

では、なぜ肉を食べると胃がもたれるようになってしまうのか、原因を探ってみれば、それが「かなり問題」であることもわかるでしょう。

まず、胃が肉を受けつけなくなるのは、**胃が萎縮してしまっている**からです。

大量の糖質（砂糖や、白いご飯、白いパンなどの精製穀類）や食品添加物などの「毒」が、少しずつ胃壁を侵食しているイメージ、といったらわかりやすいでのしょうか。

そこへ肉が送り込まれてきても、すでに胃が萎縮しているために、胃酸を十分に分泌できない、だから胃がもたれる、というわけです。

そこで、肉を敬遠し、「胃がもたれないように」と、野菜やご飯ばかり食べるようになったら、さらに厄介です。

そもそも胃酸などの消化液は、基本的に動物性食品を胃の中でグチャグチャにし、小腸で吸収されやすい形にするために分泌されると、先ほど示しました。

野菜や糖質は、そもそも動物性食品より消化、吸収される割合が少なく、極端な言い方をすれば、**胃や小腸を「通りすぎるもの」**です（もちろん腸内細菌のえさになったりいろいろしますが）。

したがって、野菜や糖質が入ってきても、消化液はあまり分泌されない。

その必要がなく、胃腸がせっせと働かないから「もたれない」だけであって、じつは野菜や糖質ばかりとっていると、胃の状態はますます悪化することになるからです。

胃壁も細胞の塊であり、健全に保たれるには、細胞の材料となる脂質、たんぱく質が欠かせません。にもかかわらず、入ってくるのは脂質、たんぱく質をあまり含まない野菜やご飯ばかり。

となればますます胃が収縮し、ますます消化液の分泌が十分でなくなり、肉を食べるともたれやすくなり……という悪循環になってしまうのです。

胃を健全に保つには、本当は動物性脂質やたんぱく質をとる必要があります。そうして胃酸などの消化液を分泌させ、胃腸を働かせること、と同時に胃壁などの細胞の「材料」を提供することが欠かせません。

今、「肉を食べると胃がもたれる……」と思っている人でも、野菜や精製穀類ばかり食べていては、一向によくなりません（実際に多くの人がよくなっていないことを観察しましょう）。

たとえば、比較的、脂が軽めの魚から慣らすのでもかまいません。**少しずつ、動物性食品の割合を増やしていってほしい**と思います。

「肉」が問題ではなく「質の悪い肉」が問題

玄米菜食やマクロビオティックを推進する人の間で、「根拠」となっている「マクガバン・レポート」という有名な報告書があります。

これはアメリカで組織された「栄養と所要量に関する上院特別委員会」というグループが、１９７７年に出したものです。

当時のアメリカは心疾患の増加が深刻な問題となっており、国家予算を脅かすともいわれるほど医療費が膨らんでいました。

そこで、アメリカ人の健康度を高める方法を探るために、委員会が立ち上げられたというわけです。

そこでまとめられた「マクガバン・レポート」の内容は、ひとことでいえば「肉食中心の食生活が、心疾患をはじめとした慢性病の原因」というものでした。

たしかに、現代のアメリカは肉をよく食べる国であり、その食生活が病気を生んでいる、というのは嘘ではありません。


ただ、このレポートには1つ、大きく見過ごしている点があります。

じつは**食材の「質」について、まったく考慮されていない**のです。

「肉」「動物性脂肪」とひとくくりにして、肉がどういう育ち方をした動物の肉なのか、育ち方によって動物性脂肪にはどんなものが含まれるのか、などが触れられていません。

たとえば、ひとくちに「牛肉」といっても、成長を促すためのホルモン剤や病気を防ぐ抗生物質をバンバン投与されて育った牛の肉と、広大な牧草地で自然の草を食べて育った牛の肉とでは、「**まったく別の食べ物**」といってもいいほどの差があります。

さらにいえばアメリカ人は、乳製品の多さもさることながら、砂糖摂取や小麦摂取の多さ、ジャンクフードの普及はすさまじいものがあります。

これらとの関係を無視して、動物性食品が体にいいとか悪いとかなどは、いいようがありません。

しかし、当時のアメリカの畜産業や乳業では、まだまだホルモン剤や抗生物質に対する危機感が少なく、何の疑問もなく多用されていたのです。

そんな不自然なものを大量投与された動物の肉を、毎日、大量に食べていては、病気になって当たり前でしょう。

「マクガバン・レポート」は、もう一歩、考察を進めるべきでした。

肉を食べると病気になるのではなく、**「質の悪い肉」を食べると病気になる、**という条件つきをもっと深く調査する必要があったのです。

「マクガバン・レポート」のみならず、肉を健康の敵とする研究論文は多々あります。私も目にするたび内容をチェックしてきましたが、知る限り、「肉＝食べすぎると病気になる」と短絡的に結びつけているものばかりで、畜産の実態にまで深く触れているものは、今のところ皆無です。

「歯の構成で食べるものが決まる」って本当？

何を食べるべきかは、「歯の構成」を見ればわかる。

マクロビオティックに関心のある人は、聞いたことのある話かもしれません。


人間の歯には、薄い形の切歯《せっし》、尖った形の犬歯、臼型の歯の3種があり、上と下に切歯は4本ずつ、犬歯は2本ずつ、臼歯《きゅうし》は10本ずつ生えています。

そして、切歯は種子や果実や種子類、犬歯は肉、臼歯は野菜や穀物を咀嚼するためのものだから、もっとも多く生えている歯が、もっとも多く食べるべきものを示しているのです。

これが、「歯の構成で食べるものが決まる」という考え方です。

3種の歯の割合は、切歯2、犬歯1、臼歯5。

したがって、この考え方に従えば、人間は種子・果実を2、肉を1、野菜を5の割合で食べるのが正しい、ということになります。

体の成り立ちそのものが、食べるべきものを示しているというのは、一見、説得力があるようにも思えるかもしれません。

でも、ちょっと考えてみると、かなりおかしい話であることに気づくでしょう。

まず、3種の歯は別々のものを咀嚼するために生えている、といいますが、本当にそうでしょうか。

歯の形が違うのは、**単に食べ物を口に入れてから飲み込むまでの役割の違い**です。つまり、「噛み切る」「噛み砕く」という役割を分担しているだけであって、咀嚼する食べ物が、歯によって分かれているわけではありません。

現に肉を食べるときに、犬歯だけ使う人はいないはずです。

前歯で噛み切り、奥歯で噛み砕き、飲み込む——。だから、前のほうに薄い歯と尖った歯があり、奥のほうに臼型の歯が生えている。

これだけの話なのです（皆さんは肉を切歯で切りませんか？　野菜はどうですか？　肉や魚は臼歯でつぶしませんか？）。

さらにいえば切歯、犬歯、臼歯の割合と食べ物の割合が合致しない生物は、山ほどいます。

ほとんどの生物は、合致しないといってもいいくらいです。なのにこんなおかしな説が、どうしてまことしやかに唱えられているのでしょう。

少し踏み込んだ話をすると、政治的に利用された話だったのではないか、とまで思えてきます。


そもそも玄米菜食が「正食」として盛んに広められたのは明治以降の話で、江戸時代までは米だって高級品だったというのは、みなさんも聞いたことがあるでしょう。

マクロビオティックは明治の軍医であった石塚左玄《さげん》という人が提唱し、その考えを桜沢如一《ゆきかず》という人が引き継ぐ形で発達させたといわれます。

歯の構成が食べるものを決める——すなわち人間は野菜と穀類をもっとも多く食べるべきだというのも、そのころに唱えられました。

でも、これがじつは、畜産業が確立されていない時代に、支配者が「おいしいもの＝肉類や魚類」を独占したいがための、後づけ理論だったとしたらどうでしょうか。

農耕時代は米が1つの資産であり、農耕時代が始まってから階級制や奴隷制が成立しました。そして、日本のコメが神格化され、天皇が現人神《あらひとがみ》とあらためて祭り上げられたのは明治です。

どう考えてもおかしな理論が広まる不自然さを思うと、こうした背景を勘ぐりたくもなります。

ともあれ、「歯の構成が食べるものを決める」という説を信じるのは、バカバカしいというほかないのです。

これまでの食生活を「上手に変えるコツ」

これまでの内容から、「解毒」よりは「栄養補充」を行なってみよう、と思った方もいるでしょう。

食べ方を狩猟型にシフトする際には、「緩やかに変える」「一気に変える」という2つのやり方があります。

私のなかでは、前者は糖質制限食という言葉がぴったりですし、後者は断糖動物食という言葉がぴったりなので、使い分けるようにしています（ネットでは断糖肉食という言葉が流行っていますが、私は言語的におかしいと思いまして）。さまざまな場所で、この言葉は普及しているようです。

しかし、「白いご飯も白いパンも甘いものも大好き」という人が、いきなり糖質を控えるのは、たいていの場合、至難の業です。

糖質をとると、脳では「幸せホルモン」ともいわれるセロトニンやドーパミンが分泌され、文字どおり**「甘いものを食べると一時的に幸せになる」**ということが起こります。

ただこれは麻薬と同じメカニズムになり、依存形成しやすいのです。

ですから、頭では「控えなくちゃ」と思っていても、よほど意志が強い人や、「砂糖＝毒」ということをよくよく根っから理解した人でないと、なかなか我慢しとおすことができません。

いきなり行なうことで禁断症状が高まり、ちょっとの間、実践したら「今日はいいか」とばかりに糖質をどか食い……こんなことも起こりかねないのです。

当然、それでは元も子もありません。

こういう人は、緩やかに狩猟型にシフトしていったほうがいいでしょう。

甘いものは極力控えて、1日の食事のうち、まずは白米や精白小麦をやめて玄米や全粒小麦にして、その量を**まずは半分くらいにしてみる**、という具合に徐々に糖質を減らしていく、制限型の食事を行なってみてください。

ただ、食べ方を変えるには「発想の転換」がカギ、という一面を考えると、一気に行なったほうがいい場合もあります。

しっかり調べ、考え、納得して実践するのであれば、一気に糖質を断ち、動物食に変える断糖動物食を試みてもいいでしょう。

ただし禁断症状が出やすいので注意が必要です。

この場合は、甘いものを100パーセント控えることはもちろん、ご飯やパン、麺類、さらにはいも類もできるだけとらないようにします。


これも、どちらの方法で行なったほうがいいかは個々の考え方次第です。

糖質を少し減らしてみて、行けそうだったら一気に断つ、あるいは一気に断ってみて続かなそうだと感じたら徐々に減らしていく。

こんな具合に、自分の性格や体調、今までどれくらい糖質をとってきたかなども十分に考慮しながら、**実践しやすい方法**を見出していってください。

「一生続けられる断食法」で体の毒が抜けていく

解毒に向いている農耕型の食事以上に、解毒に効果的な方法があります。

それは、**断食**です。そして往々にして、断食推奨者は農耕型推奨者でもあります。

農耕型は解毒に適しているとはいえ、食べ物を体に入れることに変わりはありませんた。当然、100パーセント質のいいものばかりというのは難しいでしょうし、解毒食材をとりながらも、多少なりとも毒は入ってきます。

現代の食べ物を食べる限り、毒はつきものといっていいでしょう。

その点、断食は食べることそのものを、一時的にほぼ絶つということですから、新たに入ってくる毒をほぼ完璧に防ぐことができます。

とくに**現代の毒は「脂肪」に溜まります**から、断食をして、体内の脂肪が燃焼されるごとに毒が抜けていくと考えてかまいません。

このように、一方で食品に混ざっている毒を防ぎながら毒出しを進めるのが、断食の最大のポイントです。

そのため、高い解毒効果が期待できますが、じつは、安易に行なうのは危険でもあります。もともと**栄養不足の人が行なうと、逆に悪くなることがある**からです。

やはり、自分の体の状態をよくよく考慮して行なう必要があるという基本は、ここでも変わらないのです。

この点をきちんとご理解いただいたという前提で、いくつか断食の行ない方も紹介しておきましょう。

広義でいえば、朝食だけを抜く「プチ断食」、昼食か夕食のどちらかだけをとる「1日1食」、自家製の野菜・果物だけをとる「ジュース断食」、酵素ジュースやサプリメントで体に必要な酵素を補いながら行なう「酵素断食」も断食です。

これらは栄養源をほぼ完全に断つこともなく、なかでも「プチ断食」「1日1食」は、「一生続けられる断食法」です。

私も、今は朝食を抜いて、昼と夜の「1日2食」を基本としていますが、以前は1日1～2食で平均は1・5食くらいでした。

ただ、「ジュース断食」や「酵素断食」は、栄養源をギリギリまで抑えるため、やはり体の栄養状態が悪いと逆効果になる危険があります。

さらに、今、挙げたものより高い解毒効果が期待できる反面、実践に注意が必要なのは、下記の3つです。

・3日断食……丸3日間、水と天然塩と味噌と梅干し（食品添加物無添加で、天然塩で漬けられたもの。できれば3年熟成など熟成が進んだもの）だけで過ごす断食法。専門家の指導内容を参考にしたほうがいいでしょう。

・7日断食……丸1週間、3日断食と同様の方法で食を断つ断食法。専門家の指導のもとに行なったほうがいいでしょう。

・水断食……水分と塩のみをとる、もっとも古典的な断食法。専門家の指導のもとに行なったほうがいいでしょう。

私は、よく「食べすぎは体の負担になる」といいますが、その本質は、じつは「食べること」自体ではありません。

最大の理由は、今、多くの人が食べすぎているものが、「**質の悪いもの**」や「**精製された糖質**」(これらについて2章で詳しく説明します)であり、それが病気の原因をつくる一方だからです。

つまり、**食べる量をただ減らせばいいわけではありません**。

そのため、「だからといって、むやみに食べるものを減らしたり断ったりするのは危険」ともいってきました。

現に、クリニックでも、栄養状態が悪いと診断した患者さんには、1日3食どころか4食、しっかり栄養をとるように指導するケースも珍しくありません。

問題は、「1日3食、食べるか否か」なんて単純なものではありません。

「今まで何を食べてきたのか」「今の体の状態はどうなのか」ということから、考えなくてはいけないのです。

私が1日2食くらいなのは、それで一番体調がよいからだともいえるのです。

「3カ月後、体調が確実によくなる」食べ方がある

「農耕型」と「狩猟型」のどちらに、自分は向いているのか。

前に、体調から見極める方法をお伝えしましたが、まさに今、調子が悪いのなら、**今の食べ方を「逆転」させて3カ月様子を見る**、というのも1つの手です。

自分の今までの食べ方を振り返ってみて、野菜、米をよく食べる農耕型と、肉をよく食べる狩猟型の、どちらが近いでしょうか。

「野菜や米のほうが多いな」と思ったのなら、糖質過剰と栄養不足による不調の可能性があります。

体に悪さを働くことも多い糖質を控え、栄養を補うことを最優先に狩猟型の食

生活に切り替えてみてください。

反対に「肉のほうが、より食べているかも」と思ったのなら、おそらく質の悪い肉を食べ続けてきた結果、毒が溜まっている状態です。

まずは解毒することを最優先に、農耕型に切り替えてみるといいでしょう。

大ざっぱな方法に思えるかもしれませんが、じつは、現在、食から健康を考える本を書いている人のなかでも、そうしたプロセスを経てきた人は少なくありません。


たとえば、糖質制限食で糖尿病を改善することをすすめている医師の江部《えべ》康二《こうじ》氏は、ご自身も糖尿病を抱えていたそうです。

江部氏は、30代から20年近く「玄米菜食」を実践していましたが、50代になったところに糖尿病が発覚したといいます。

その10年ほど前に、すでに高血糖になっていたことを示唆しつつ、「私自身が高糖質食実践で糖尿病を発症した」と、ご自身のブログに綴っています。

その後、どうしたら糖尿病を改善できるかと突き詰めていった結果、糖質制限に行き着いたというわけです。

今までの食生活と自分の体の状態をリンクさせ、今まで信じてきた手法をガラリと変えたことは、尊敬に値するのではないでしょうか。

もう1人、例を挙げると、私も仲良くさせていただいている歯科医の長尾周《しゅう》格《かく》氏も、自身の体を改善するために食事を変えた1人です。

長尾氏は10年ほど前に潰瘍性大腸炎になりました。

医師から「一生、治らない」といわれ絶望していたところで、いろいろな影響から、肉を避け、野菜や玄米中心の食生活を始めたといいます。

ところが、潰瘍性大腸炎は、よくなるどころか悪化してしまい、ついには入院することになってしまいました。そこで改めて自分で改善させる方法を模索したところ、出会ったのが糖質制限食だったというわけです。

そして、糖質制限や栄養補充療法で高名な医師の溝口徹氏の門を叩き、氏の指導のもとで実践したところ、すっかり治ってしまったそうなのです。

ちなみに、当の溝口氏は、かつては激しい「反応性低血糖」に悩まされていたといいます。

昼食後に頭がぼーっとするので、「脳には糖分が必要」と、おにぎりや甘いコーヒー牛乳などをとっていたそうです。

しかし、やはりよくなるどころか、悪化するばかり……というわけで、原因と改善方法を追求した結果、糖質制限と栄養補充という、今の治療方針にたどり着いたのです。

逆にうちのクリニックには、自分自身が昔ガンを抱えてしまったときに、**玄米菜食型の農耕食に食事を切り替えて、ガンを克服した**経験のあるスタッフもいます。

マクロビ系の教室で末期ガンを克服したという方もいますね。

ジャーナリストで友人の船瀬俊介氏は農耕型の推奨者ですが、70歳をすぎた今でも筋骨隆々で病気知らずです。

このような話は何件も聞いていますが、つまりどの食事法でないといけないとかそういうことより、**何が向いているかはすべて人によって違う**のです。

現在、一線で活躍されている人たちもそうであったように、自分の体と真摯に向き合い、自ら学んで対策を考えることが、やはりもっとも重要な姿勢です。

ですから、**今、調子が悪いのなら、今までの食事を逆転させてみる**——。

それを、まずは3カ月、続けてみてください。

私のクリニックの患者さんを見ていても、その食事法がフィットしていれば、3カ月経つころには確実に「よくなってきた」と実感できる人がほとんどです。

「便意を感じたらすぐトイレに行く」習慣を！

「農耕型」から「狩猟型」に切り替えた場合、便の回数が減る場合があります。それもそのはずで、前にもお話ししたとおり、動物性食品の脂質、たんぱく質は大半が胃や小腸で消化、分解され、細胞やホルモンの材料、エネルギー源となります。

有効利用される率が高いので、「カス」があまり残りません。

便の大きな材料の1つは、食物繊維だとお話ししました。野菜はもちろん、米や小麦などの炭水化物にも食物繊維が豊富に含まれています。

そこで狩猟型へと切り替えると、自然と糖質制限食になる、つまり、炭水化物が減ることで食物繊維の摂取量も減り、「便の材料」がぐんと減るのです。

「毎日快便」が健康のバロメーターだと信じている人からすれば、便が出ない状態が病気の第一歩に思えるでしょうが、そんなことはなく食事法によって変わります。

材料がなければ「出る回数」は減って当たり前という、これも単純な話なのです。

たしかに「便を出さないと不健康」とは、今や本当によく聞く話です。

そういう本もたくさん出ていますが、半分は「健康神話」のようなものです。

「材料」がないのなら、そう頻繁に「出す」必要はなく、**出る人は出ればいいし出ない人は出なくてもいい**のです。

ただ、逆に肉を食べると便通がよくなる、という人もいます。これは、動物性食品が、その人の腸内細菌のタイプにフィットしているからでしょう。

有効利用される率が高いといっても、動物性食品の「カス」がまったく大腸に達しないわけではありません。それが腸内細菌とうまく適合すると、腸内細菌が盛んに働いて、便ができるよう作用する場合もあるということです。

ともあれ、材料がなければ出す必要はないという前提に立てば、「便秘」の定義にも見直しが必要でしょう。

プロローグで、「出せる体は健康であり、出せない体は病気を招く体」といいましたが、ここでいう便秘とは、「毎日出ないこと」を指すのではありません。便意を感じ、トイレに行って、すっきり出せること。出にくい感じや残っている感じがあまりなく、**出切った感があるかどうか**。

問題はこの感覚であって、**「便の回数」は、あまり問題視しなくていい**のです。

食養生から話はずれますが、そういう意味では、「便意を感じたらすぐにトイレに行く」という習慣も必要です。

会社勤めをしている人になると、出がけに便意を感じても我慢してしまう、デスクワークで便意を我慢してしまう、恥ずかしいから我慢してしまうというのが、意外と「材料があるのに出せないまま終わる」という、「本当の便秘」の一因となります。

便意は、とても繊細な感覚です。我慢しただけで消え去ってしまうもの。普通は、一瞬、我慢しただけで消え去ってしまうもの。覚えのある方も多いのではないでしょうか。

置かれている環境によってはなかなか難しいかもしれませんが、なるべく**便意を感じたら、即トイレを実践**していきましょう。

これもまた、「出せる体」をつくる重要なポイントです。

「肉・魚5」「野菜3」「穀類2」を目安にしてみる

人間も自然の一部であり、動物の一種ですから、何を食べたらいいのかは、自分の体が一番知っているはずです。

たとえば、子どもはあまり野菜を食べたがりませんが、それは、**子どもの体が、まだ多種多様な野菜を消化できるようになっていないから**です。実際に科学的にもいくつか判明しています。

多くのお母さんは子どもの野菜嫌いを直そうと、野菜をすりつぶしてみたり、甘く調理したりと試行錯誤をするようですが、そもそも、その必要がないわけです。

そういう意味では、まだ、さまざまな毒に浸かっていない子どものほうが、体の自然な要求に忠実に食べ物を選んでいるといえるでしょう。

私たち大人もまた、できるだけ毒を排除し、不自然なものに惑わされない状態にすれば、自分が食べるべきものは本能的にわかるものです。

問題は、**その本能が鈍ってしまっている**ということ。

専用の機械を使ってどんな食べ物が合っているのか、合っていないかを調べることももちろんできます。

しかし、自分の頭と体を使って、自分でわかるのが一番いいに決まっています。

農耕型と狩猟型にしても、すでにお話ししたように、どちらかが絶対に正しいということはありません。

「これが一番いい」と誰かにいってもらったほうが、楽なのかもしれません。

でも、**最終的には自分の体が一番の答え**です。

世の中では「菜食か肉食か、どちらが正しいか」という論争が続いていますが、そんなことはどうでもいいのです。

だから、本書では、何か1つの方法を推奨することはしていません。

私自身、いままでに玄米菜食をすすめる本も、糖質制限食をすすめる本もたくさん読んできました。

そのなかで、自分にとっての一応の答えとして、肉や魚介類や卵などの動物性のものを50パーセントほど、野菜を30パーセントほど食べ、穀類は食べてもせいぜい20パーセントくらいにしています。

先住民は肉食が70パーセントほどですが、現代は、どうしても毒を完全に排除できません。

だから50パーセントほどに私は抑えているということです。

すべては、私が狩猟型に少し寄りながら（前に55パーセントと書きましたね）、農耕型も適度に混ぜる食べ方が合っていると考えたからであり、納得して実践した結果、調子がいい状態が続いています。

しかし、**私の食べ方が万人にとっていいとは限りません。**

1つの方法に傾倒し、自分の体の声を聞かないまま突っ走るなんてことはせず、自分の体に本当に合った食べ方を見つけていってください。

2章

体に「いい食べ物」「悪い食べ物」を知ろう

「食べてはいけないもの」は万人に共通する

「自然治癒力が働く体」をつくるといっても、人それぞれの体の状態によって、合っている食事方法は異なるということが、1章でおわかりいただけたと思います。

改めていいますが、私は何か1つの方法を推奨したいわけではありません。

本書に通底しているのは、「すべての人に固有の方法がある」という考え方であり、その方法は、多くの情報を参照しつつも、**最終的には自分で判断するのがもっとも「効果的」**なのです。

このように「何を食べるか」は個々で違いますが、一方**「何を食べないか」は万人共通**といっていいでしょう。

なぜならこの「何を食べないか」は、生物学の基礎原則にのっとっているからです。

食べ物なんて全然意識していないのに、不思議と病気にならない――。

世の中にはこういう人たちもいます。食べたいものを食べている結果、自然とバランスが整い、病気にならずに済んでいる人たちです。

一見、それが一番いいように思えそうですが、そういう人たちには1つ大きな落とし穴があります。

食べる内容を意識しないのと同時に、食べ物の質も意識していないため、あるタイミングで、ドカンと大きな病気にかかる危険があるのです。

食べ物を意識していない人たちは、どの食べ物も「普通の食べ物」だと思っています。だから毒まみれのものも平気で食べてしまいます。

食べ物の毒は、毒といっても食べた瞬間に異変が起こるわけではありません。

少しずつ体内に溜まり、許容量を超えたときに、まるで爆発するかのように病気となって表に現れるのです。

これを**慢性毒性**などと呼びますが、食べ物の毒の恐ろしいところでもあります。

食べてすぐに病気になるのなら、さすがに誰でも気をつけるでしょう。

でも、**食べ物の毒は、気づかないうちに少しずつ体内を蝕んでいく**ので、強いて意識して食べ物を選ぶようにしないと、将来の健康が脅かされてしまうのです。


本当の健康をつくるには、自分で調べ、考え、納得して実践すること。

その根っこを支えているのは「意識」なのだと、つくづく思います。

すでに述べたように100パーセント防ぐことは難しい世の中ですが、知って選ぶのと、知らずに選ぶのとでは大違いです。

本章では、誰にとっても極力、とりたくない食べ物、さらには毒を避けるための食べ物の見極め方についてお話ししていきます。

白米、食パン、パスタ……「白い食べ物」は控える

食品として、あまりとらないほうがいいものの筆頭は、「**白い食べ物**」です。

そして、それ以上に**絶対にとってはいけない食品が、砂糖**だといえます。

白い砂糖、白いご飯（米）、白い小麦製品（パン）――糖質自体、過剰にとるとよくないのですが、とくに穀物を精製した「白い食べ物」はよくありません。

私は、玄米や全粒粉など、穀物の外皮が残っている糖質と区別して、精製した砂糖や米、小麦を「**直接糖**」と呼んでいます。

そして、こと健康にフォーカスすれば、この「直接糖」は、食べたくない理由だらけなのです。

それには、まず糖質をとりすぎる害について、簡単にお話ししておかねばなりません。

●血糖値が上がる

まずいえるのは、糖質をとりすぎると、血糖値が上がることです。

これは前にも少し触れましたが、血糖値が上がると、膵臓からインスリンというホルモンが分泌され、血糖値を下げようとします。

糖質は分解され、体内で利用されますが、たくさんあると血中で余ります。

インスリンは、その余ったブドウ糖を、脂肪細胞に蓄えるように作用することで血糖値を下げます。

となれば、糖質のとりすぎが、肥満に直結することは簡単に想像がつくでしょう。

「なんでも、たくさん食べれば脂肪になるじゃないか」と、思ったかもしれませんが、とくに糖質のとりすぎに注意すべきだという理由は明確です。

三大栄養素の残りの2つ、脂質とたんぱく質より、**糖質は使い道が少ない**からです。

脂質やたんぱく質は、細胞の材料になり、ホルモンの材料になり、そしてもちろんエネルギー源になり……とさまざまに有効利用されますが、糖質の役割といえば、エネルギー源になるくらいで、あとは一部が情報伝達などに使われます。

つまり、**もともと人体は、それほど多くの糖質を必要としていない**のです。

とくに昨今の時代は昔と比べても体を動かす量が少ないので、ますます糖質の毒性が顕著になります。

さらに、糖質過多な食生活が続くと、もっと恐ろしい連鎖反応が起こります。

血糖値を下げるインスリンがドバドバ分泌され続けているうちに、次第に膵臓が疲れていき、はてはインスリンを十分に分泌できなくなっていきます。

するとどうなるか……。先の説明からも明らかなように、血中の糖が処理されないままになります。

これが、いわゆる「血糖値が高い状態」であり、糖尿病や、その合併症である失明、手足の壊疽《えそ》、腎不全などにつながります。

糖が脂肪に変わるのも嬉しくありませんが、脂肪に変えることすらできなくなったら、もっと嬉しくないことが起こるというわけです。

●脳内ホルモンの分泌が狂う

人体はもともと糖質をそれほど必要としていない。それなのに、どうして糖質を食べすぎる人が多いのでしょう。

これが、糖質を食べすぎてはいけない理由の、2つ目につながります。

糖質をとると、「多幸感」を生むホルモンが分泌されます。

要するに「**食べると安心するから食べてしまう**」――しかし、糖質によって、多幸感を生むホルモンがやたらと分泌される一方で、思考力や判断力を司る重要なホルモンの分泌にも狂いが生じます。

糖質のとりすぎは、脳に直接的に悪影響を及ぼす。

私がよく「砂糖を食べるとバカになる」といっているのは、まさにこういう理由なのです。

●細胞を傷つけ、機能を阻害する

さらに、糖質をとりすぎると、「**糖化**」という変化が体内で起こり、細胞の働きに支障が出ます。

砂糖をフライパンで熱すると、茶色く焦げつきますが、それが細胞に起こると考えてみてください。

これは突飛なたとえではありません。

糖化とは、体内で余った糖がたんぱく質と結びつき、**細胞にベタベタに焦げついて細胞を傷つけ、機能を阻害する**ことです。

私たちの体は、細胞の集合体です。脳も内臓も皮膚も何もかも、細胞からできています。

糖化とは、いわば私たちの体を構成する「基本部品」を、きちんと機能しない粗悪品へと変えてしまうようなものなのです。

駆け足で説明しましたが、このように、糖質をとりすぎていいことは1つもありません。

今、挙げたようなことが体内で進むと、肥満、糖尿病をはじめ、動脈硬化、心筋梗塞、脳梗塞、感染症、アレルギーなどにつながります。

ましてや糖質の塊である「直接糖」となれば、糖質の害悪が、さらに凝縮し、拍車がかかった状態で訪れるということは、想像できるでしょう。

とくに日本人は、大盛りの丼飯にパスタやうどんやそうめんやそば、ラーメンライスが当たり前の人も多いという、ただでさえ「**糖質過多な国民**」です。

私には、食べれば食べるほどもっと欲さずにはいられない、「糖質ジャンキー」に見えて仕方ありません。

日本人の健康を脅かしている大筆頭は、糖質、とくに直接糖――といっても、ここで神経質になり、まるで「糖質を断つために生きる」かのようになるのもよくありません。

この食べ物はできるだけ避けよう

直接糖

食べ物を**精製**して生まれた

糖のかたまり

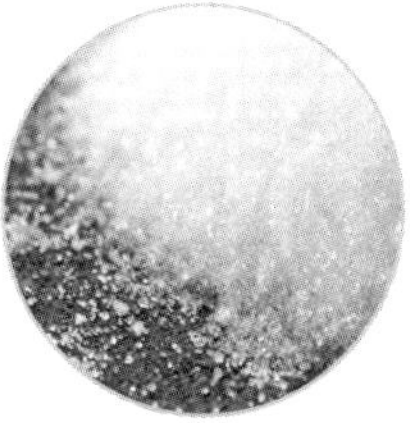

白い砂糖

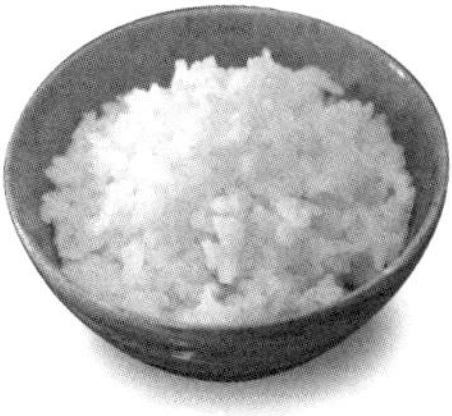

白いご飯

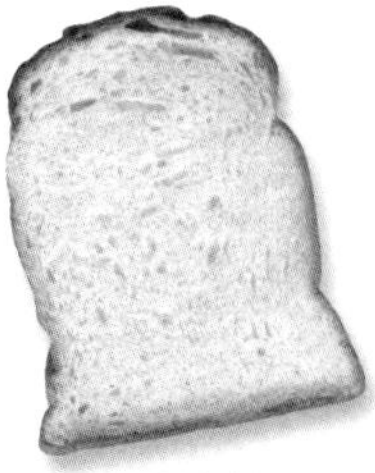

白い小麦製品

血糖値が
上がる

ホルモン分泌
が狂う

細胞を
傷つける

**「白い食べ物」は
できるだけとらない！**

私も、ときには家でお好み焼きをつくったりしますし、懇親会などでパスタが出れば、おいしくいただきます。

出されたものを残すのは、傲慢なことだとも考えています。

やはり、**人生の充実度が最優先**。

「ほどほどに気をつけよう」くらいが、もっとも健康に寄与する姿勢だと思います。

牛乳はかえって骨をもろくする

カルシウムは、吸収の悪い小魚より、牛乳からとったほうがいい――。よくいわれることですが、じつはそうとはいえません。カルシウム補充どころか、**血液を汚す**、かえって**骨がもろくなる**などの危険性が、牛乳には潜んでいるからです。

前にも触れたように、古来、牛乳を重要な栄養源としている人たちもいます。彼らは、牛乳に体が適応しているので除外してもいいのですが、少なくとも日本人にとっては、**牛乳は「できるだけ避けたい食品」**の1つなのです。

まず、乳たんぱくは、胃腸に負担をかけます。

本来、食べ物は胃腸で消化、吸収され、体内で利用されますが、それが乳たんぱくでは起こらないということです。

とくに、日本人を含むアジア人やアフリカの人たちは、牛乳を分解するのに必要なラクターゼが、離乳期をすぎると分泌されなくなります。

しかも、乳たんぱくのカゼインは粒子が細かいため、腸の機能が弱っていると腸壁を通りすぎて血液に入っていきます。

ほぼ消化、吸収されないといっても、食物繊維なら大腸まで達して便の材料となり、排出されるだけなのですが、乳たんぱくは処理されず、腸壁を通りすぎてしまうことで、血液を汚していくのです。

では、カルシウムが豊富なはずの牛乳で、かえって骨がもろくなるというのは、どういうことでしょうか。

一番有力なのは**脱灰**《だっかい》**説**です。

牛乳のカルシウムには、リンという物質が多く含まれています。

リンはカルシウムと結びつく性質があるため、そもそも、リンと結合している牛乳のカルシウムは体内に吸収されません。これだけでも「牛乳のほうが吸収がよい」というのは、嘘だということがわかります。

そればかりか、体内にあるカルシウムが牛乳のリンと結びつき、リン酸カルシウムとして排泄されてしまうのです。

だから、ひとことでいえば、牛乳をとると、**骨中のカルシウムまで溶け出し、骨がもろくなる**というわけです。

このように牛乳を飲むほど骨が弱くなる現象を、専門用語で「カルシウムパラドックス」といいます。

食品成分表示だけに頼って食べ物を選んでいると、こうした害に気づくことができません。

たしかに、牛乳にはカルシウムが多く含まれています。でも、それ以上に大事なのは、**「体に入ったあと、どうなるか」**ということなのです。

牛乳を飲むと、胃腸は荒れ、血液は汚れ、骨はもろくなる。

したがって、牛乳は鼻づまり、ぜんそくやアトピー性皮膚炎などのアレルギー疾患、潰瘍性大腸炎、骨粗鬆症など、じつに幅広い病気の原因になりえます。

さらには、カルシウム不足によって落ち着きがなくなったり、意欲が減退したりなど、一見、心の問題と思われがちな諸症状にもつながります。

加えてもっとも大きな問題として、牛乳には「原料」の問題もあります。

牛乳を搾った牛が、ホルモン剤や抗生物質をバンバン与えられている牛だったら、牛乳を飲むことで、一緒にそれらの「毒」を飲んでいるも同然なのです。

ただでさえ、**日本人にとって牛乳は「新しい食品」**であり、体が適応していません。

これらの事実を知ってもなお、とりたいのなら個人の自由です。

でも、より充実した人生のための健康をつくるのであれば、嗜好品として、**たまにとるくらいにしておいたほうがいい**でしょう。

給食の牛乳など、粗悪な食品を子どもに与えるのは虐待のようなものです。

「原材料名」が少ない食品を選ぼう

日本人が1日に食べている食品添加物は80種類以上。

こんな説があるほど、私たちが日々接している食品には、何かしらの食品添加物が含まれています。

さすがに「80種類」は言いすぎだろうと思うかもしれませんが、あながち誇張しているともいえないのです。

スーパーで何気なく手に取った加工食品でも、裏の表示を見ると、原材料名がズラリと並んでいます。そのうち、肉や魚、野菜など「姿形が思い浮かぶもの」は、最初のほんの数個でしょう。

逆にいえば、それ以外はすべて化学的に調合された食品添加物であり、その**ほ**

とんどが「毒」も同然の有害物質だということです。

しかも、食品添加物は、表示義務以下の分量であれば表示しなくてもいいことになっています。非常によく見る「アミノ酸等」の「等」に、いったいどんなものが含まれているのか、私たちは知る由もありません。

チリも積もれば……の言葉どおり1つに含まれている量はわずかでも、食べ続ければ確実に体に害を及ぼします。

食べ物は、放っておけば味も見た目も悪くなり、腐るもの。

安く売るために大量生産し、なおかつ売り切るためには、味や見た目も含め、食べ物がより長くもつようにしなくてはなりません。

そのために、大量の化学調味料や保存料が使われるというわけです。

味をごまかすには、グルタミン酸ナトリウムなどのうま味調味料をはじめ、アスパルテーム、スクラロース、ステビアエキス、デキストリンなどの甘味料に、保存料、酸化防止剤としては、安息香酸、安息香酸ナトリウム、ビタミンC、BHA、BHT、ソルビン酸などがよく使われています。

さらに見た目をよくするために使われるのは、亜硝酸ナトリウムなどの発色剤や、赤色2号、緑色3号、コチニール色素などの**発ガン性が高い着色料**です。

また、有害重金属であるアルミニウムが、膨張剤や色止め剤、形状安定剤などに形を変えて含まれている場合も多いようです。

すべて有害物質ですが、これだけ挙げても、ほんの一部です。

食品業界も、ある意味「日進月歩」で新しい食品添加物を開発していますから、1つひとつ名前を覚えていてはキリがありません。

そこで、もっとも簡単に食品添加物を最低限に抑えるには、「**原材料のリストが短い食品**」、そして先ほども少し触れたように、「**なるべく、姿形が思い浮かぶ原材料だけを使った食品**」を選ぶことです。

たとえば、「魚の干物」1つ買うにしても、表示を見れば、原材料リストがシンプルなものと、ずらずらと長いものがあることに気づくはずです。

当然、原材料の「質」も気になるところですが、「あじ、食塩」程度の表示のものを選べば、少なくとも、有害な食品添加物は避けることができるでしょう。

体に「いい油」「悪い油」基本的な見分け方

「油は体に悪い」
「いや本当は、油は体にいい」
「動物性脂肪はダメだが、植物性脂肪は体にいい」

こんな論争も盛んですが、いずれも一面的すぎて、問題の本質をとらえていません。

すでに何度かお伝えしているように、脂質は、体のなかで細胞やホルモンの材料になり、エネルギー源にもなる、非常に活躍範囲の広い食品です。

ただ、当然、脂質であればなんでもいいわけではありません。

種類にも、選び方にも注意しないと、「体に必要なはずのもの」が転じて「体に不要なもの」「体に害を及ぼすもの」になりかねません。

重要なのは、やはり**「質」を問う**こと。

体に欠かせない物質だからこそ、質のいいものを選ぶことが健康の要です。

●トランス脂肪酸は、百害あって一利なし

たとえば、スナック菓子や菓子パンなどで、「ファストスプレッド」「ショートニング」といった表示を見たことはないでしょうか。

あるいは、「植物由来だから健康的」などと謳われているマーガリン。

これらはすべて、「トランス脂肪酸」です。

この**トランス脂肪酸こそ、まさに「百害あって一利なし」の劣悪な油**なのです。

なぜ、そうまでいえるかというと、トランス脂肪酸は人工的につくられた不自然な油だからです。

不自然なものは、体内に入っても利用されません。体内で代謝されないまま留

まることで、さまざまな悪事を働きます。

それにしても、なぜそんな不自然な油がつくられ、広く使われるようになったのでしょうか。

植物油も一種の生鮮食品であり、自然な形のままでは、すぐに使えなくなってしまいます。

そこで、**油をより日持ちするようにつくられた**のが、トランス脂肪酸です。簡単に説明すると、もともと壊れやすい植物油の分子構造に、水素をくっつけることで、より丈夫にしたもの。このようにつくられるトランス脂肪酸は、いってみれば「安くて、しかも悪くならない油」です。

加工食品を一度に大量生産して売りさばきたい食品メーカーからすれば、夢のような油といってもいいでしょう。

でも、私たちの体にとっては、逆に**悪夢のような油**です。

体が利用することのできないトランス脂肪酸は、いわば「使い道のないゴミ」

として体内に留まります。

そして、単純にいえば悪玉コレステロールを増やしたり、血管壁にこびりついたりして、肥満や高血圧、動脈硬化などの、いわゆる「生活習慣病」を招きます。

不要なものなら排泄されるかと思いきや、なまじ、体と親和性の高い脂質の姿をしているので、そう単純ではありません。

●「植物油」は酸化しやすい

動物性脂肪は悪者扱いされる一方、植物油は長く「健康的な油」としてもてはやされてきました。

でも、これにも近年、大きな疑問符がついています。

トランス脂肪酸の例でも明らかなように、**「植物性だったら安心」というのは浅はか**であり、その内実を、もう少し深く考えて選ばなくてはなりません。

植物油は、見た目がサラサラしています。このように、常温で液体の油は「不飽和脂肪酸」と呼びます。

見た目がサラサラだから、つい血液の中でもサラサラと流れる＝健康的なイメージがあるのかもしれませんが、そんなことはなく、動物性の油だから血管で固まりやすいというのも単なるガセネタです。

それが本当なら、先住民はなぜ血管の病気（心筋梗塞など）がないのでしょうか。
また、一般的にもっともよく使われる植物油には、オメガ6という成分が多く含まれており、これには、血液凝固作用、血栓促進作用、炎症促進作用、アレルギー促進作用があります。

つまり、現代人は総じてオメガ6をとりすぎており、無自覚のうちに体内で無用のアレルギー反応が起こるようにしていると見てもいいでしょう。

そして、植物油には決定的な「弱点」があります。
その弱点とは、「**酸化しやすい**」こと。
見た目がサラサラなのは、端的にいえば分子構造がもろく、熱などの刺激によって酸化しやすい証でもあるのです。

ちなみに、肉の脂身は白く固まっていますが、それは、分子構造が強固で酸化しにくい「飽和脂肪酸」だからといえるのです。

酸化した食べ物は、油を含め、例外なく、体内で炎症を起こします。

健康によいイメージの植物油ですが、**酸化するとたちまち「毒」と化す**というわけです。

スーパーのお惣菜コーナーに並んでいる揚げ物は、調理時の熱と時間経過によって、確実に酸化が進んだ食べ物といっていいでしょう。

さらに、植物油の「質」にも注意が必要です。

メーカーとしては大量生産し、安く売りさばきたいもの。それは油も同じです。ただ、先ほどもいったように油も生鮮食品であり、大量生産するには、やはり「不自然な方法」を使わなくてはなりません。

そこで使われるのが、ノルマルヘキサンという有害な化学物質を使って油をつくる方法です。

専門的な説明は省きますが、この製法には、油を毒に変える2つの理由があります。

1つは、いうまでもなく、**ノルマルヘキサンそのものが有害物質**であること。

そしてもう1つが、この製法によって、**「すでに酸化した油」が製品として売られる**ことになるということです。

ノルマルヘキサンは劇薬ですから、曲がりなりにも、取り除くためのプロセスがあります。それが高熱処理によって行なわれるため、もともと熱に弱い植物油はあっという間に酸化してしまうのです。

こういう油は、買った時点で酸化しているわけですから、いくら家庭で扱いに気をつけても、あまり意味がありません。

以上のことから、気をつけたほうがいいポイントが見えてきます。

まず、トランス脂肪酸は論外中の論外として、極力とらないように、加工食品の表示をよく見て買うこと。

「体にいい油」の選び方

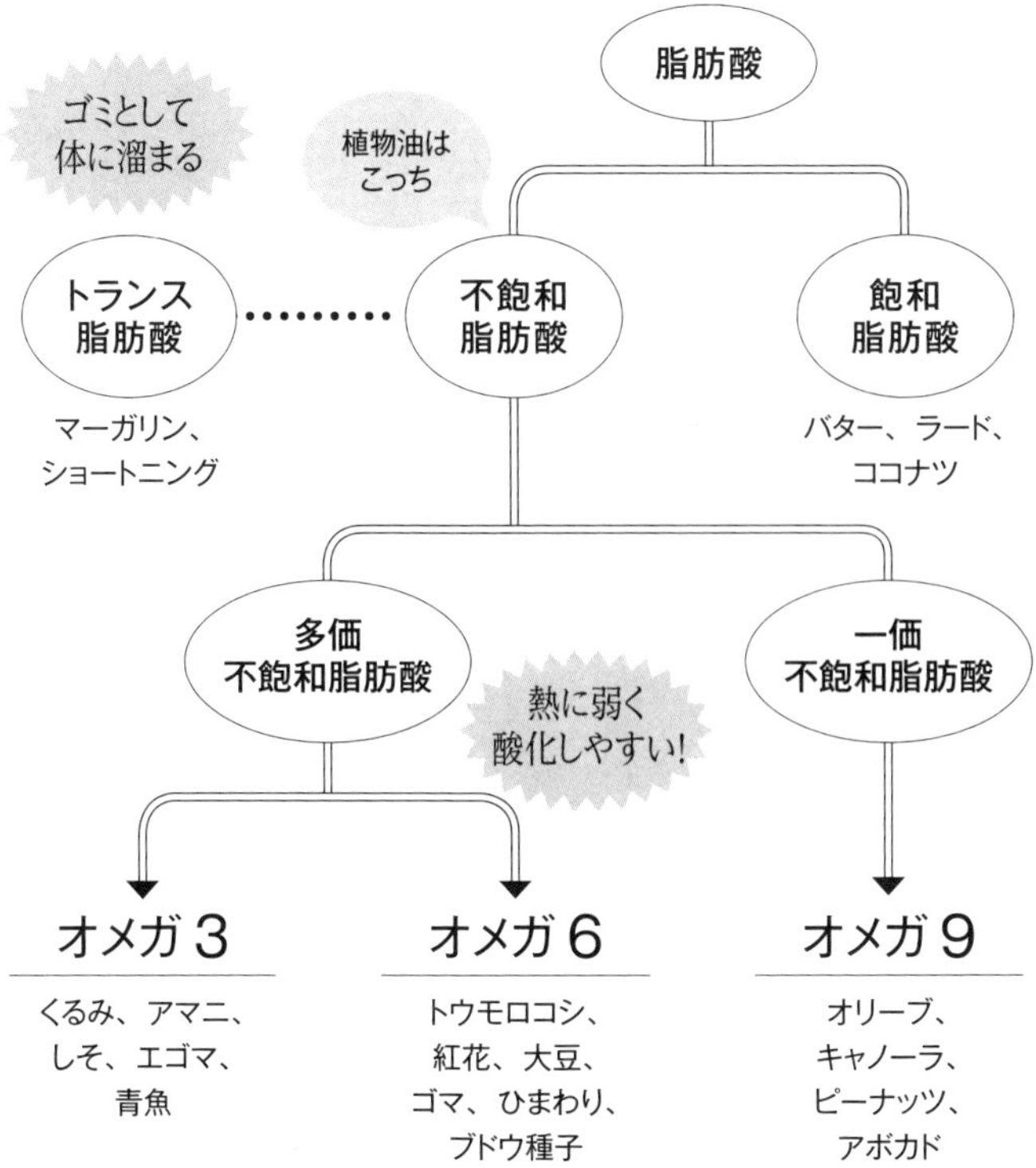

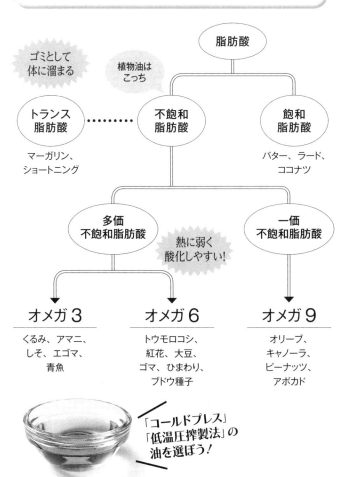

「コールドプレス」「低温圧搾製法」の油を選ぼう!

植物油は、製法に注目して選ぶこと。ペットボトル入りで量販している大手メーカーのものは、まずノルマルヘキサン製法と見て間違いありません。

「コールドプレス」「低温圧搾製法」などと表示されたものであれば、おそらく大丈夫でしょう。

少し高いのは確実ですが、不自然な製法のせいで安価になっただけであって、本当は、本来の製法でつくられた油の値段が、本来あるべき値段なのです。

何より、本来の製法でつくられた油のほうが、格段においしいということは、試してみれば歴然でしょう。

これで健康を買うことになり、将来の医療費が浮き、しかも、よりおいしいとなれば、油の品質にこだわるのもいいものだと思えるはずです。

じつは「日本の野菜」は世界一危険？

「野菜は必ず国産のものを選ぶ」という人は多いと思います。その安全だと思っている**日本の野菜こそ、じつは世界一危険かもしれない**といったら、にわかには信じられないことでしょう。

でも、残念ながら、そういわざるをえない現状があります。じつは、**日本の農薬使用量は世界1、2を争うレベル**なのです。

たとえば、とくに毒性が強いとされているネオニコチノイド系の農薬は、虫の脳に働きかけ、興奮させ続けることで殺す薬剤です。いわば、虫を「狂い死に」させるといっていいでしょう。

脳の中枢部に作用する点を重く見て、使用を禁止している国もあるほどですが、日本では野放し状態になっています。

また、同等によく使われるグリホサート系の農薬、いわゆるラウンドアップは発ガン性があることが指摘されており、有機リン系の農薬は神経や呼吸器系に支障をきたします。

これを読んだだけでも、「日本の野菜ならすべて安全」というのは、完全に思い込みであることがわかるでしょう。

さらに野菜には、農薬のみならず化学肥料の問題もあります。

野菜を早く、大きく、きれいに育てるためですが、化学合成された不自然なものである以上、やはり「毒」といわねばなりません。

虫食いがなく、なおかつ大きく、きれいな野菜を見ると、多くの人は「おいしそう」と思うのかもしれませんが、こうした**見た目のよさは、そのまま「有害物質まみれ」**であることを示しています。

つまり、「おいしそう」ではなく、「リスクの証」と見るほうが、正しいのです。自然そのままの野菜なら、虫だって食べるはずです。それに私たち1人ひとり姿形が違うように、大きさや色味もバラバラであるはずです。まるでプラスチックの模型のように、ツルツルで大きさも色味も均等に育つほうがおかしい、と考えるのが普通ではないでしょうか。

しかも、農薬や化学肥料は、生長過程で数回に分けて散布されるため、**野菜や果物の隅々まで染み込んでいます**。

ちょっと水やお湯で洗ったくらいでは落ちません。

となれば、信頼できるお店で、そもそも農薬や化学肥料にまみれていない野菜を選ぶことが、もっとも賢く毒を防ぐ方法といえるでしょう。

とはいえ、そういった野菜が、つねに手に入るとは限りません。しかも、どうしても高額になりがちです。

家計のことも考えると無農薬野菜と「ホタテ洗いたい放題」などを、うまく使い分けるのがいいと思います。

「ホタテ洗いたい放題」は、ホタテの貝殻からつくられる粉で、化学的には水酸化カルシウム製剤です。粉をほんの少し水に溶かして野菜を30分ほどつけ込んでおくと、多くは農薬（＝石油系薬剤）が浮き、その他植物の油や汚れも少し浮いてきます。

〝うつみんのセレクトショップ♪（https://utsumin.com/）〟という、私が厳選した商品を販売している通販でも取り扱っています。

ただ、これも実験してもらえばわかりますが、無農薬野菜とスーパーの野菜を比べると浮いてくる汚れの度合いが違うのを実感できると思います。

やはり、農薬は麻薬の類似品であり強力な神経毒なので、できる限り摂取は減らすようにしたほうがいいでしょう。

「カロリーオーバーなのに栄養不足」、なぜ？

本来、食べることは「体を形作り、動かすためのカロリーを得る」こと。

つまり、食べることは、生命維持のための基本行為なのですが、不自然な食べ物ばかり食べていては、この生物としての根本すら危うくなります。

「エンプティ・カロリー」という言葉を聞いたことがあるでしょうか。

直訳すれば「空っぽのカロリー」ということですが、カロリーのないダイエット食材のことではありません。

つい先ほどもいったように、食べ物のカロリーとは本来、「体を形作り、動かすために役立つもの」です。

その中身が「空っぽ」ということですから、カロリーだけはあるのに、体を形作り、動かすことには何の役にも立たないもの、という意味なのです。

具体的には本章で挙げているようなもの、「精製された白い食べ物」や「トランス脂肪酸」「食品添加物まみれのファストフードやお惣菜」……すべてエンプティ・カロリーと考えてかまいません。

そんな食べ物を食べていると、どういうことになるか想像できるでしょうか。

必要以上に変なものを食べすぎない限り、私たちは肥満にはなりません。

それは当然ですが、食べたものが本来の役割どおり、体の中で消化・吸収され、利用されるからです。

わかりやすい言い方をすれば、**食べ物を体内で「燃やす」ことで私たちは生きているの**です。それが体の中で何の役にも立たないエンプティ・カロリーばかりだったら、食べたものは一向に燃やされず、溜まっていくだけです。

これは、体からすれば、「不要なカロリーばかり入ってきて、体を形作り、動かすために本当に必要な栄養は全然入ってこない」という危機的状態にほかなりません。

かくして「カロリーオーバーなのに栄養失調」という、一見、矛盾した現象が起こるのです。

エンプティ・カロリーの恐ろしいところは、**食べても食べても体が栄養不足**なため、もっと食べるように脳の指令が働くことです。

そこでさらにエンプティ・カロリーを食べれば、さらに脳の指令が働き、さらにエンプティ・カロリーを食べ……という悪循環。

これが何を引き起こすかといえば、もう明らかでしょう。

食べ物の毒によって体が徐々に蝕まれる一方、役に立たないカロリーのせいでやすやすと肥満になり、体は「生活習慣病の巣窟《そうくつ》」となるのです。

この悪循環を断つ方法は、たった1つです。

「エンプティ・カロリー」を食べていることに気づき、なるべく控えていくこと。「カロリーはあるのに栄養はスカスカな食べ物」を、「本当に栄養のある食べ物」へと替えていくことしかありません。

自然界にない食べ物は「なるべく食べない」

今までの話で、「自然」「不自然」という言葉がよく登場してきたことに、すでにお気づきの人も多いと思います。

体に入る毒を、極力少なくするためには、なるべく自然なものをとり、不自然なものはとらないようにする。

非常に大ざっぱなくくり方ですが、「**自然界にないものはなるべく食べない**」こと。

これがもっともわかりやすく、なおかつ効果的な見極め方だと私は思っています。最初に書いた生物学的な基礎原則とは、このことを指すのです。

砂糖の原料であるさとうきびも、米も小麦も、自然のものですが、精製された白い状態では存在しません。

人工的につくられる化学調味料もトランス脂肪酸も、化学肥料も農薬も、動物に投与されるホルモン剤も抗生剤も、もちろん、自然界には存在しません。

さらには植物油すらも、原料である菜種やごまやオリーブは自然の産物でも、圧搾された状態では自然界に存在しません。

実際、油になると植物の成分が凝縮されるため、危険性を指摘する声もあります。植物油には、たいてい、性ホルモンに似た物質が含まれており、これが、本来の性ホルモンの働きを阻害する可能性もあるのです。

白い食べ物や、さまざまな化学物質ほどではありませんが、やはり、自然界には存在しないという意味で、植物油にもまた怖い一面があると考えたほうがいいのです。

一方、動物性脂肪は、動物の肉を食べることで、ほかの栄養素も一緒にとるものなので、自然といえます。

ただし、**現在の畜産は生物界ではありえない不自然さ**です。

このように、あまり突き詰めて考えていくと、人間ならではの食文化の面倒まで否定することになるため、注意は必要です。

私たちは自然の一部ですが、動物と一緒ではありません。

私は、人間が地球にもっとも必要のない生き物だと思っていますが、かといって、自身が人間であることを否定すべきではないとも思っています。

人間は、高度に発達した頭脳によってどんどん自分たちを自然から遠ざけ、不自然なものを量産し、見ようによっては、人間こそが下等の極みといえる有様です。

でも一方で、人間は、菌の働きを利用した発酵食品をつくったり、作物から油分を搾り取って役立てたりと、知恵によって文化を発達させてもいます。

食と健康について発信している人のなかには、そういう文化の部分まで否定し、「発酵食品など必要ない」とまでいう人もいます。

でも、それはそれで「自然界にないものを食べないために生きる」ようなもの、つまり「健康のために生きる」と同様、本末転倒ではないでしょうか。

「自然界にないものはなるべく食べない」という考え方も、あくまで「こういう見方をすると食べ物の選び方が少し変わる」という**1つの目安であって、絶対ではありません**。

やはり、ほどほどに考えてほしいと思います。

玄米、漬物、納豆……
毒から「体を守る」食材をとろう

現在、私たちが日々接している毒を挙げ出したら、いくら紙面があっても足りないくらいです。

本章では、主に「食べ物に含まれる毒」を避ける方法についてお話ししてきましたが、同時に、きちんと「質」で選びさえすれば、食べ物を知らずと体に入れてしまっている毒の排出に、役立てることもできます。

食べ物のなかには、解毒作用の強いものもあるからです。

1章でも、「農耕型」の食事は解毒に向いているといいました。

その内容を、次のような解毒に向いた野菜や伝統加工食品を多めにすれば、より効率的に解毒を進めることができるでしょう。

●玄米

すでに糖質をとりすぎる害は説明しましたが、ビタミン、ミネラルに富む表皮部分が残っている玄米であれば、解毒作用が期待できます。

玄米に含まれるイノシトール、オリザノールは、体内の解毒を担う肝臓の働きを強めます。放射性物質の中和、解毒にも効果的といわれています。

ただ、玄米は精米しないぶん、残留農薬や残留化学肥料を体内に入れやすいので、とくに**無農薬や自然農法で育てられたものを選ぶ**必要があります。

●梅干し

梅の実には生物毒が含まれていますが、天日干しにし、塩で漬け込んだ梅干しは、古来、高い薬効があるとされてきました。

漬け込む過程で生じる天然のクエン酸は、**化学物質や放射性物質の解毒、ウイルス撃退に役立つ**ことが認められています。

梅干しを買うなら、天然塩で漬けられ、できれば**3年以上熟成されたもの**。

また、梅を土鍋などで焼いた「梅の黒焼き」、梅と醤油を練り合わせて熟成させた「梅醤」を「天然の薬」として、風邪など体調が悪いときに利用するのも一法です。

●**たくあん、ぬか漬け**

発酵食品のなかでも、乳酸発酵しているものは腸内細菌の働きを整える効果が期待できます。

ヨーグルトも乳酸発酵食品ですが、日本人の「食の歴史」に鑑みれば、やはりたくあん、ぬか漬けなどの**漬物のほうが体に合っている**はずです。

質の点では、たくあんは天然塩を使用して天日干しでつくられたもの。

また、市販のぬか漬けの大半は化学調味料が添加されていると思われるため、家庭で、無農薬の米のぬかと天然塩を使ったぬか床に、無農薬（できれば自然農法）の野菜を漬け込むのがベストです。

●納豆

乳酸菌と同じく、納豆菌（枯草菌）も腸内環境の働きを整える作用があります。

ただ、大豆は遺伝子組み換えのものが混ざっている危険があるので、信頼できるメーカーを探す必要があるでしょう。

遺伝子組み換えでない大豆を使い、食品添加物を使わず、できれば**昔ながらの手法で発酵させたもの**を選びます。

●根菜類、香草類

自然薯などの根菜類、ねぎ、らっきょう、しょうが、みょうがなどの香草類はビタミンやミネラルはもちろん自然の硫黄を含み、放射性物質の解毒に効果的とされています。イソチオシアネートなども解毒栄養素として有名です。

ワサビも解毒作用が強いといわれています。

葉緑素を含むしそなども有名で、しそは昔から魚毒を治すといわれてきました。

――「体に溜まった毒」を排出しよう!

根菜類、香草類

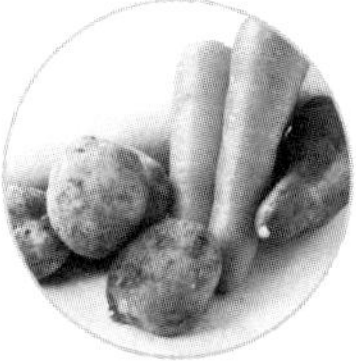

自然薯などの根菜類、ねぎ、らっきょう、しょうが、みょうがなどの香草類は、自然の硫黄を含み、放射性物質の解毒に効果的。

はと麦

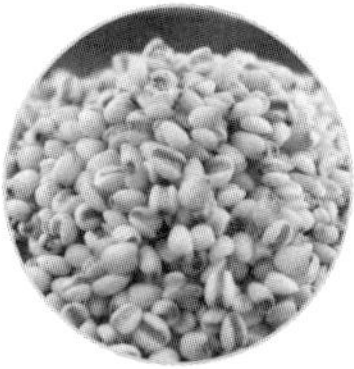

「ヨクイニン」という成分に富み、解毒作用がある。

パクチー

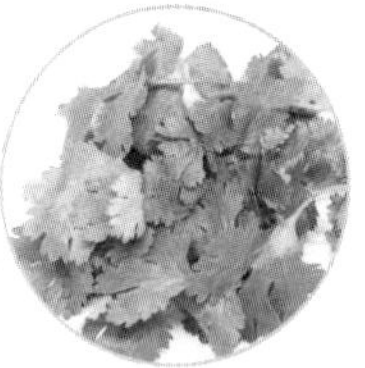

有害金属のキレート作用を持ち、ヒ素などを体から追い出す。

レモン

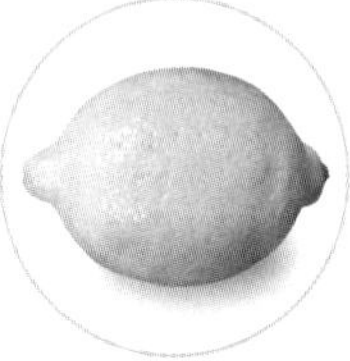

酸化したものを元に戻す「還元作用」がある。食物繊維も豊富。

タネ類

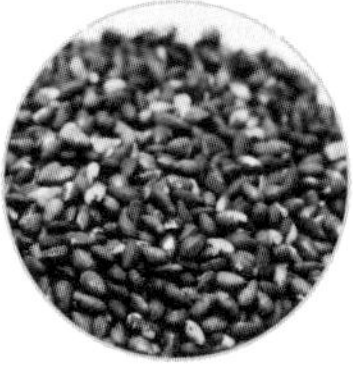

ごまやごま塩に含まれる「セサミン」に、抗酸化作用や解毒効果がある。

毒から「体を守る」食べ物

玄米

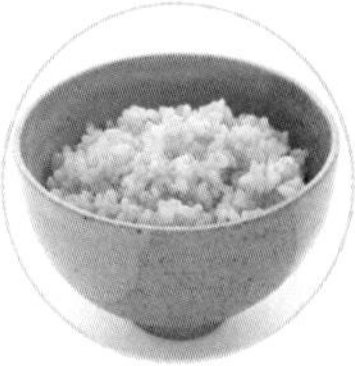

玄米に含まれるイノシトール、ガンマオリザノールは、体内の解毒器官である肝臓の働きを強める。放射性物質の中和、解毒に効果的。

梅干し

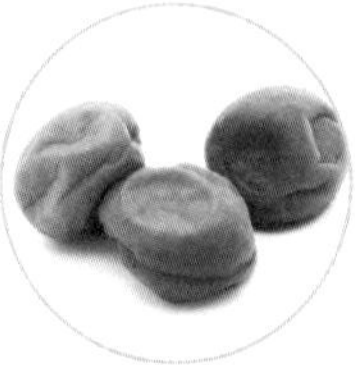

梅干しに豊富な天然由来のクエン酸は、化学物質や放射性物質の解毒効果がある。天然塩を使って漬けられ、できれば熟成されたものを選ぶ。

たくあん、ぬか漬け

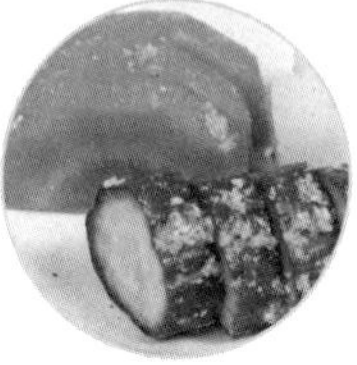

腸内細菌の働きを高める乳酸菌が豊富な発酵食品。たくあんは、天然塩を使用して天日干しでつくられたものを選ぶ。ぬか漬けは、無農薬の米のぬかと天然塩を使ったぬか床に、旬の野菜を漬けたものを選ぶ。

納豆

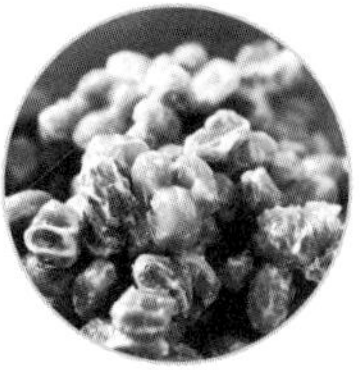

納豆菌も、腸内細菌の働きを高める。遺伝子組み換えでない豆を使い、できれば昔ながらの手法で発酵させた、食品添加物不使用のものを選ぶ。

にんにくは滋養強壮性が強く白血球を増加させるアリシンを含み、黒にんにくは味もよく硫黄も含むのでさらに解毒効果が高いとされます。

●**はと麦**

強い解毒作用があり、漢方薬としても使われる「**ヨクイニン**」という成分に富んでいます。

●**パクチー**

盲点となっているのが、他のアジア圏では有名なパクチーです。くせがあるので賛否両論ある食材だと思いますが、トムヤムクン、生春巻き、フォー、中国料理全般に使われ、欧米でもコリアンダーとして各料理に使われています。

科学的にいうとパクチーは有害金属のキレート作用を持っているようで、**ヒ素などを体から追い出す**とされます。

●レモン

酸化したものを元に戻す「還元作用」の王様ビタミンCを含み、中の皮ごと食べれば食物繊維も豊富に含みます。

●タネ類

ごまやごま塩はあまりに有名ですが、セサミンの効果などといわれます。また微小ミネラルも多く、ビタミンBやセレンやマグネシウムなども含まれます。

「体にいい食べ物」基本的な見分け方

食べ物の毒は至るところにあふれており、何気なく食べ物を選んでいれば、間違いなく毒を口にすることになります。

本章の内容からも、そのことが、よくおわかりいただけたのではないでしょうか。

やはり、**自分を守るのは知識と意識**です。

1つの意見に固執せず、広い知識をもって、日々、意識して食べ物を選ぶ。

本当にいいものを選ぼうとすれば、きっと今より食品にかけるお金は増えてしまうことでしょう。

でも、それで将来の健康度をぐんと上げることができると考えれば、安いものではないでしょうか。

それに、慣れてくれば、それほどお金がかからなくなります。お金がかかっている段階で、知識はまだまだかもしれません。

何より、野菜でも加工食品でも調味料でも、本物の食品は、確実に、毒まみれの偽物よりおいしいのです。

今、財布への痛みを少しだけ受け入れ、よりおいしく豊かな食生活を送りながら将来の健康度を上げるか。

それとも、目先のコストダウンにこだわり、より粗悪で貧しい食生活を送りながら、病気のリスクを溜め込んでいくか。

選ぶのは自分自身ですが、本章の最後に、今までお話ししてきたことも含め、食べ物の選び方を紹介しておきましょう。

これを参考に、信頼できる生産者を探してみてください。

自分でつくれば、さらにコストはかかりません。

●米と野菜は、「無農薬・無化学肥料」「固定種」「自然農」

まず、白米は糖質の塊なので、すぐにでも玄米に切り替えたいものです。

ただし、玄米は精米しないぶん、農薬や化学肥料を使っているものだと、より多くの毒を体に入れてしまうことになります。

無農薬、無化学肥料を明確に打ち出している農家のものを選びましょう。

日本の固定種である**「古代米」もおすすめ**です。

現代の新種のお米は甘くなるように品種改良されており、それだけ糖質も高めです。

古代米なら、その心配がありません。古来、日本の風土で生き抜いてきた種だけあって生命力が強く、日本人の体にも合っていると考えられます。

野菜も、スーパーの大きくてきれいな野菜は、大半が農薬や化学肥料、除草剤などを使って育てられていると考えたほうがいいでしょう。

キーワードは、米と同様、「**無農薬**」「**無化学肥料**」。

さらには、野菜にも、日本で古来、育ってきた「**固定種**」のものがあります。

米と野菜でもう1つ、キーワードとなるのは、「**自然農**」です。

これは、ひとことでいえば、作物が自然に育つままにする農法です。農薬も化学肥料も除草剤も使わないばかりか、有機肥料すら使いません。

「できるだけ自然なものをとる」という観点からいえば、「自然農」の作物を選ぶことほど、理にかなった選び方はないでしょう。

ネットで検索すれば、自然農作物を扱う小売業者や、通販に応じている生産者は、意外と多く見つかるはずです。

●肉と魚は「自然に育ったもの」

すでに説明したとおり、安い肉ほど、ホルモン剤や抗生剤を投与されている可能性が高いと考えられます。

かといって当然、高い肉ならいいわけでもなく、いくつかのポイントを押さえておく必要があります。

ここでも一番の目安は「**自然であるかどうか**」。

広い野原で放牧され、自然の草を食べてのびのび育った動物の肉や卵を選びます。「グラスフェッド」「平飼い」「自然飼料」といったキーワードで検索すれば、信頼できる畜産家が見つかるでしょう。

もう1つ、肉でおすすめしたいのは「**ジビエ（獣肉）**」です。

ジビエとは、野生の鹿や猪、鴨などのこと。

人の手で育てられていないので、ホルモン剤や抗生剤の心配はありません。ただ、今は放射性物質の問題があるため、産地には気をつけたほうがいいでしょう。

魚も、自然に育ったものを選ぶのが一番です。

狭い生けすの中では魚同士の体がこすれあい、そこでついた傷が感染症につながります。そのため、大半の養殖魚は抗生剤を含んだ飼料を与えられているのです。

ですから、養殖魚ではなく天然の魚を選びます。

ただし、やはり放射性物質の問題から、産地には注意が必要です。なるべく「西側、日本海側の天然魚」を選ぶようにすると、より安心でしょう。

●調味料、油は「昔ながらの製法でつくられたもの」

現代は、「偽物の調味料」が多く出回っています。

一度に大量生産し、安く売りさばいたほうが、利益が上がるというメーカー側のロジックは、調味料においても同じと考えてください。

たとえば、日本人の食卓に欠かせない醤油は、本来、蒸した大豆を塩、小麦、麹とともに発酵させ、搾ったものです。

ところが、大豆油を搾ったカスに化学調味料をバンバン添加した、「醤油のような見た目の、醤油風味のニセモノ」が非常に多く出回っているのです。

一事が万事で、同じく和食に欠かせない味噌なども、同様です。

スーパーで安易に選ぶのではなく、昔ながらの製法でつくられた調味料を探してみてください。**醤油は自然醸造、味噌は自然発酵**のものを選ぶといいでしょう。

——「何を食べるか」、ここがポイント!

肉、魚 ——「自然に育てられたもの」を!

肉 ………「グラスフェッド」「平飼い」「自然飼料」
「ジビエ(獣肉)」もおすすめ!

魚 ………「養殖魚」でなく「天然魚」を!
丸ごと食べられる「小さな魚」もおすすめ!

調味料 ——「昔ながらの製法」のものを!

醤油 ………………「自然醸造」のもの。

味噌 ………………「自然発酵」のもの。

塩 …………………「海水を天日干し」にしたもの。

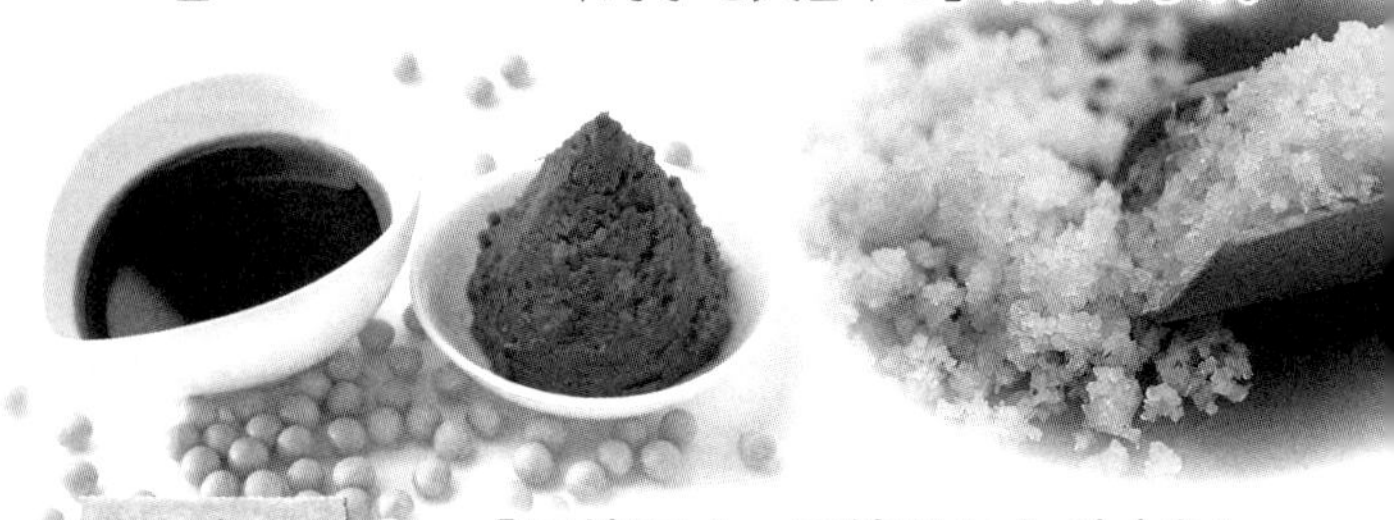

油 ——「圧搾によって搾られた油」を!

「コールドプレス」「低温圧搾」のものを!
ペットボトル入りの油には要注意!

「体にいい食べ物」をとろう!

米 ――「無農薬・無化学肥料」のものを!

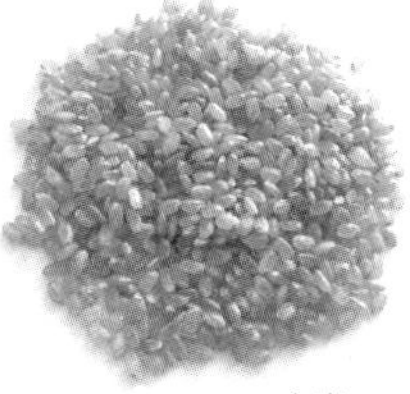

玄米

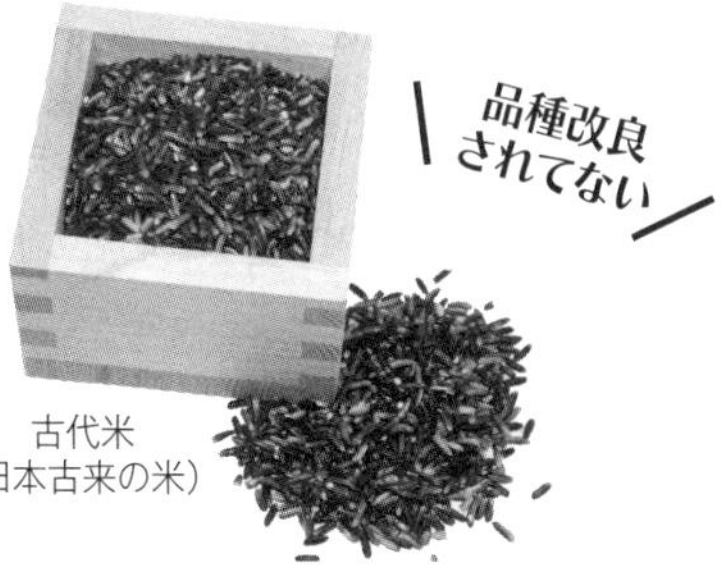

古代米
(日本古来の米)

野菜 ――「自然農」、できれば「固定種」を!

「自然農」…………農薬も除草剤も使わず、虫や草と共生する環境で育てる。

「固定種」…………代々、同じ形質が受け継がれている種。日本古来の野菜など。

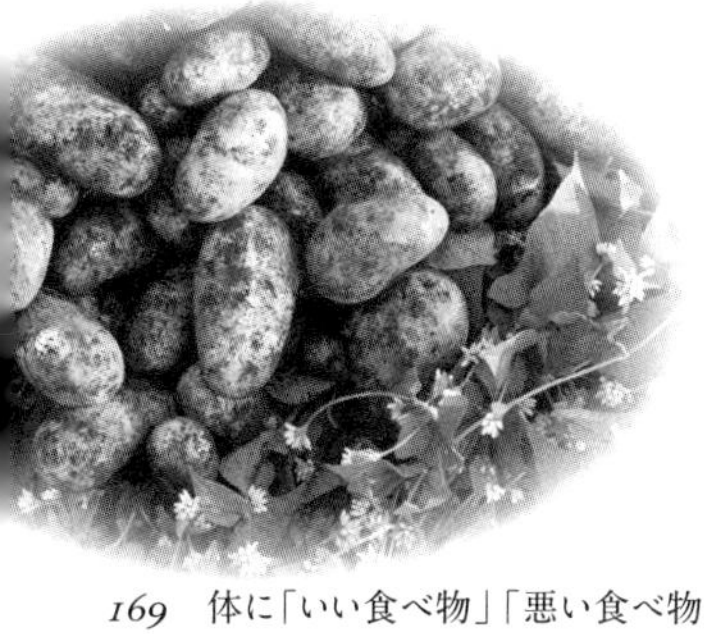

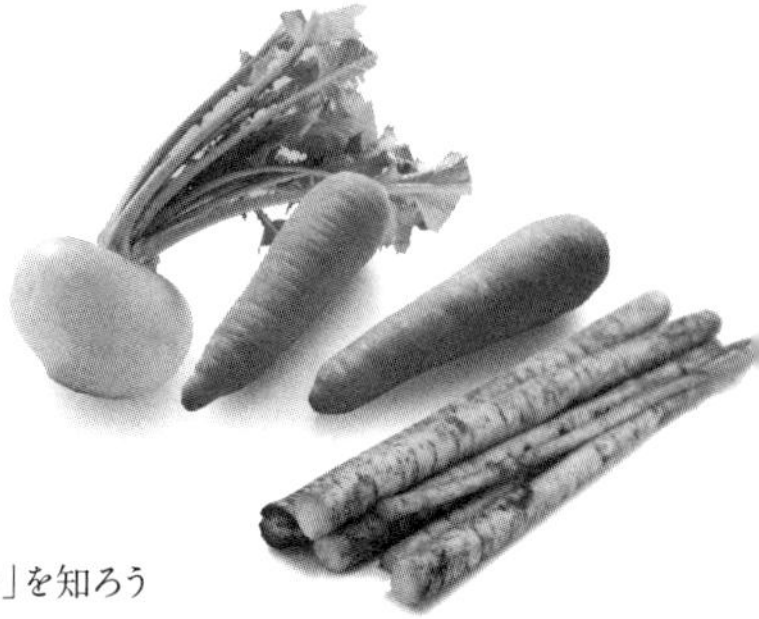

塩は、**「天然塩」**を選びます。
この見分け方は比較的簡単で、裏の表示を見れば、たいていわかります。
そもそも塩は、海水を天日干しするという、きわめてシンプルな調味料です。
したがって、本物の塩なら、**原材料は「海水」のみ。**そこに「塩化ナトリウム」
とあったら、余計なものが添加されている「ニセモノの塩」ということです。
岩の上で海水が結晶化した、「岩塩」を使うのもいいでしょう。
その他、ケチャップやソースは、伝統製法も何もありませんが、パッケージの
原材料をよく見れば、より賢く見分けることができます。
不自然なもの、姿形が思い浮かばないものが入っていない製品を選ぶだけでも、
だいぶ、毒を食べるリスクを減らすことができるでしょう。
油は、ペットボトル入りの量販品は、まずノルマルヘキサン製法だと考えたほ
うが賢明です。油の伝統製法である**「コールドプレス」「低温圧搾」**などと謳っ
たものを選びます。

●危険な内部被曝対策のために、測定している業者を選ぶ

最後に、放射性物質についても触れておかなくてはなりません。

福島第一原発事故以降、私たちは、今までは大して気にしなくてよかったことを、気にしなくてはいけない羽目になりました。

放射性物質は、私たちの体を遺伝子レベルで蝕むという、これ以上、有害なものはないといってもいいほどのものです。

神経質になりすぎるのもよくありませんが、やはり、無意識でいては、体を守ることはできません。

放射性物質の恐ろしいところは、目にも見えず、匂いもないこと。

つまり自分では判断がつかず、知らないうちに体内に取り入れ、内部被曝を起こしている可能性がある点です。

自分で見分ける術がない以上、これは、心ある業者のものを選ぶしかありません。

探せば、放射性物質を測定している生産者も見つかります。

講演などで、こうした選択基準を説明するたび、「これでは何も食べられなくなってしまいます」といってくる人も少なくありません。

でも、少なくとも知識と意識をもって、100パーセントといわず、**できることから気をつける**だけでも、今のままでいるより、将来の体はずっと健康になるでしょう。

繰り返しお伝えしているように、健康は、充実した人生を生きるための手段であり、今、挙げた食品の選び方も、その手段の1つです。

やはり、「いい食べ物を選ぶために生きている」かのようになってしまわないよう、ほどほどに取り入れてもらえればと思います。

3章

医者や薬に頼らず、「自分の健康を自分で守る」法

「医学的に根拠がある話」にはウラがある？

「科学的に根拠がある」といわれると、何となく安心しませんか？

「それなら間違いないだろう」と思う人は、きっと多いことでしょう。

たしかに科学は人間の頭脳の産物ですし、そのおかげで、私たちの体や、ひいては世界の成り立ちについても、ずいぶん明らかにされてきました。

ただ、**科学とはつねに発展途上のもの**であるという点は、見過ごせません。

今は真実とされていることでも、いつ覆されるかわからない。それが科学というものであるということは、少しでも科学の歴史を振り返ってみれば明らかです。

むしろ科学の本質は、過去に真実とされたことを、次々と覆していく点にこそある、といってもいいでしょう。

科学に、絶対はない。もちろん、医学も同様です。

おまけに、医学は健康を扱う分野であるだけに、お金が絡みやすいということも考え合わせなくてはなりません。

「医学的根拠がある」といっても、それは誰かが、自らの利益のために、後ろで糸を引き、つくり上げた根拠である可能性があるということです。

こういうことをいうと、すぐに「そんなのは陰謀論だ」とか、「医学に従事する人がそんな悪どいことをするはずがない」という人もいますが、それは、自分を守ることのできない発想だと私は思います。

病院も医師も製薬会社も、患者あっての商売です。病気を治すことが仕事ですが、患者がいなくなってしまってはお金になりません。

だから、次々と「病名」をつくり出しては、「このままではいけない」と患者を脅し、その病気に効くとされる薬を売るわけです。

彼らも商売であることを考えれば、こうしたシステムが背後で働いているといっても、まったく不思議ではないでしょう。

それなのに、とにかく最初に医学的根拠を求め、「ある」と聞けば安心するというのは、いわば「科学信者」がもっとも陥りがちな落とし穴です。

いまや病院や医師や製薬会社などは、みな〝悪魔の組織〟にまで成り下がってしまいました。有益な科学的情報を彼らのなかから探すことは難しくなっています。

そこで大切なのは、その科学的根拠や医学的根拠と自分との距離感です。盲信するのではなく、一歩引いて考えてみなければ、簡単に惑わされ、騙されてしまうでしょう。

つねに、「科学的」「医学的」といわれていることの背景に、思いを馳せてみること。「根拠」という言葉を聞いたとたんに思考停止に陥るのではなく、**その情報を信じていいかどうかを自分で考えてみる**ことが、本当の健康につながるのです。

病院は「必要なときに、必要なだけ」使うもの

私のように病院や製薬会社を非難する物言いが多いと、西洋医学を全否定しているように思われることも多いのですが、それは大きな誤解です。

たしかに、医療界には後ろ暗いところが多々あります。

私たちは、個々がその背景に思いを馳せ、自分なりに真実を追求する姿勢を持たねばならないと思います。

でも、だからといって、西洋医学のすべてを拒否するのは愚かなことです。

西洋医学には**西洋医学の、ふさわしい役割というものがある**からです。

たとえば、脳出血や心筋梗塞で倒れたとき、交通事故に遭って出血多量のとき、

ぜんそくの発作で呼吸停止になったとき、子どもの便が何日も出ていないとき、強い感染症で命の危険があるとき……。

こんな緊急事態で西洋医学を拒否したら、死んでしまいます。

そもそも、自分の体に合った健康的な食生活やライフスタイルを続けていれば、心筋梗塞や脳出血を起こすこともないのですが……。

それは差し置いても、やはり**救急医療においては、西洋医学にかなうものはありません**。このような西洋医学を専門用語でいうと「アロパシー医学」といいます。アロパシー医学とは翻訳するなら「その場しのぎ」とかいう意味です。

しかし、救急医療で生きながらえた後に、「高血圧が原因だったから」などといわれるまま、血圧降下剤などを飲むのは間違っています。

本当にすべきは、せっかく助かった体を薬漬けにすることではなく、それまでの**食生活やライフスタイルを見直し、本当の健康をつくっていく**ことなのです。

ですから、ちょっと調子が悪いとすぐに病院に駆け込むのではなく、本当に行くべきときだけに行けばいい。そういう姿勢を持ってほしいと思います。

問題は、「お医者様に任せておけば安心」とばかりに、自分の体を委ねてしまうことです。

そこで思考停止に陥ってしまう人が多いことこそ、私は問題視しているのです。もっと自分の体について個々が主体的になれば、医師を盲信し、結果、騙されることはなくなり、もっと上手につき合うことができるようになるでしょう。

上手なつき合い方とは、言い換えれば、「**病院を利用する**」という姿勢です。「お医者様のいうことが絶対」ではなく、基本的には体本来の自然治癒力を信じつつ、**必要なときに、必要なだけ、医師の力を借りる**というスタンスを持ってほしいと思います。

「薬を信じる」より「自然治癒力を信じる」

では、先ほど挙げたような救急救命のほかに、本当に病院に行くべきときはあるのでしょうか。

たとえば、37度の熱が出たとしましょう。

「風邪のひきはじめかも」などと不安にかられるかもしれませんが、ここで病院に行く必要は、いっさいありません。

市販の風邪薬も、飲んではいけません。

さらに、熱が38度や39度にまで上がっても、まだ行く必要はありません。

前にもお伝えしたとおり、発熱は、体が外敵と必死に戦っている状態です。

病院に行けば、まず間違いなく解熱剤を出され、せっかく熱を出して治ろうとしている体に抗うことになります。むしろ、病院に行かないほうがいいのです。

ただし、朝にはいったん下がるのが普通である熱が、かえって朝に急に上がったり、声かけに応じないほどの意識混濁が見られたり、耳が痛くなってきたりしたら、危険なサインです。

ほとんどは自然治癒力で治ってしまうのですが、盛んに熱を出して治ろうとしてきた体が、負けそうになっているときがたまにあります。

こうなったら、西洋医学の力を借りるほうが賢明です。


おそらく病院では「どうして、もっと早く来なかったんですか！」と怒られるに違いありません。

でも、それはかなりおかしな言い分です。

体には自然治癒力が備わっているのですから、まずは、**その力に任せるのが普通**でしょう。西洋医学者は、自然治癒力なんて言葉を知りません。

それをもってしても体が負けそうなときこそ、医療の本当の出番とすべきです。そうでなければ、もともと体が自分で治せるような症状を、余計な薬で散らしているだけのものにすぎません。

しかも、**薬は当然、化学合成された不自然なもの**であり、体にとっては異物、もっといえば、毒そのものです。

そんなものを安易に使って体を操作するのは、その場しのぎの対症療法です。それで偉そうな顔をするなという話だと思いますが、医者はお金のために脅し続けるのです。

私たちの体は、第一に、もともと病気にならないようにできています。そして第二に、仮に病気になっても「勝てる」ようにできています。

何か対処するにしても、昔から、薬ではなく「おばあちゃんの知恵」的に台所にあるようなもので対処してきました。

ところが多くの現代人の体は、さまざまな毒にさらされているうちにその本来の力がかなり弱まっています。自然療法では太刀打ちできない状況になってしまうことも、格段に増えてしまいました。

そこにこそ、西洋医学の出番があるというわけです。

ですから、まず体本来の力、それでもダメそうで緊急に悪化するときに、その場しのぎ＝アロパシー。

基本的に西洋医学の真骨頂は、救急です。

こういう順序でなくては、西洋医学の存在価値はありません。

健康診断で「かえって不健康になる」日本人

何かというと、すぐに病院に行くのは、じつは日本人くらいなのかもしれません。熱が出た、鼻水が出た、喉が痛い、咳が出る、お腹が痛いといっては病院に行き、さらには定期的に「健康診断」を受けて悪いところがないかを調べます。小さな不調のうちに治す、検診を受けて病気を予防する、病気の兆候を早期発見して、早々に手を打つ——。

一見、自分の体に責任をもって健康管理をしているようですが、本当にそうでしょうか。

前項でもいったように、病院は最後の手段なのです。

病院では、病気というものは治ったりはしません。つねに**対症療法とその場し**

のぎをしているだけです。

入れることと出すこと、悪いものを入れないこと、という原則を守っていれば、**たとえ不調を感じることがあってもすぐに回復する**ものです。

ここでかける医療費ほど、バカバカしいものはありません。

ましてや健康診断など、不調が出てすらいない体に、コレステロールが高めだの、血圧が高めだのとケチをつけ、薬を売りつけるためのようなものです。

検査内容には放射線を浴びるものもありますから、悪くない体を自ら悪くしにいっているといってもいいでしょう。

日本人の病気は、けっして少なくない割合で、検診が生んでいるといっても過言ではないと思います。

聞いた話ですが、ヨーロッパの国々では健康診断という仕組み自体がほとんどないそうです。

検診を受けたい人は受けるようですが、それも放射線を浴びるような検診ではなく、採血や触診といった程度です。要するに、危険性のない検査です。

本当に調子が悪いとき、症状が出ている状態がずっと続いて収まらないとき以外、彼らは基本的には病院に行きません。

病院にかかる頻度が日本人より格段に低いぶん、病院の数（というより集約化なのですが）も、日本より少ないそうです。

駅前や町中に**これだけ病院や歯医者がある国は、日本だけ**ではないでしょうか。日本では、住まいの近くに小さな診療所がいくつもあるのですが、ヨーロッパでは、そういう光景はあまり見られないといいます。

日本の医療費が激増し、40兆円を超えた理由もわかります。

看護師といえば激務が当たり前というのが日本人のイメージだと思いますが、向こうの国のほうがシステムがしっかりしているぶん、人員にも余裕があり、激務にはならないとも聞きます。

こういう違いひとつとっても、病院に対する考え方が、日本人とヨーロッパ人とでは、だいぶ違うことがうかがわれます。

日本では、年々高まる医療費が国家予算を圧迫しており、それが増税論の根拠になったりもしています（本当は増税しても、社会保障費には使われていませんが）。

でも、そもそも日本人は、かけなくていい医療費をかけすぎなのだと見るべきでしょう。

まず正すべきは、「病院に行くと安心する」というような、病院依存マインドなのです。

不調がなければ「体を下手にいじらない」

体は、もともとしっかりした設計ができている。これも、私たちに必要な考え方だと思います。

裏を返せば、医療を含め、**体を下手にいじるのは怖いこと**であり、極力、控えたほうがいいということです。

もしいじってしまった後でも、とくに不調が現れていないのであれば、体がうまく対応できていると考えてください。

元に戻そうと、また体をいじるより、現状維持を心がけたほうがずっと体のためになります。

私は、よくワクチンや薬、歯の詰め物などの有害性を指摘します。

すると必ずといっていいほど、「すでに子どもにワクチンを打ってしまいました、どうしましょう」といった質問が寄せられます。

でも、これは、ある意味、知識に踊らされているだけといわねばなりません。

過去にどんなワクチンを打とうが薬を飲もうが、対処が必要となるのは、そのせいで深刻な不調が現れている場合だけです。

今、目の前の子どもに異常がないのなら、別にそのままでいいというか、下手にワクチンの毒を解毒したり、いじったりすると、そのほうが危険なのです。

気づいた段階できちんと調べて新しい毒を入れないこと、食など身近なことから改善することが重要です。

それなのに「ワクチンも薬も、じつは毒なんだ」という知識に振り回されて、単純にオロオロするようでは、子どもの健康を守ることなどできません。

もちろんワクチン接種後に不調がある場合は、西洋医学以外のきちんとした根治療法が必要です。

ワクチンの場合は、ホメオパシー（少量の「毒」を希釈して飲むことで症状を取り除く療法）がおすすめでしょう。

近年、少しずつ有害性が知られるようになってきた、歯の詰め物も同じです。これの何が問題かというと、詰め物に水銀が使われている場合があるからです。その水銀が口の中で少しずつ溶け出し、体の中に入ってしまうことが問題なのですが、これまでとくに不調が現れていないのなら、あえて取り除く必要はありません。

歯は、じつは非常に繊細な「臓器」です。

歯科医に聞いても、少し噛み合わせが変わっただけでも体に変調をきたすというくらい、全身に影響します。

つまり、歯の詰め物を取ることには、噛み合わせを変えることで、これまで保たれてきた体の状態を損なうくらいのリスクがあるということです。

有害物質を歯に埋め込んでいると知ったら恐ろしくなるのもわかりますが、体の栄養状態がよければ、毒を入れてしまっても、きちんと「出せる」ようになっているはずです。

したがって、乱暴に取り除くより、**毒を出せるような体に整えるほうが先決**です。

もちろん明らかに、歯の詰め物によって不調が出ていれば、取り除くのが一番でしょう。

しかし、歯の詰め物の除去はお金もかなりかかるため、不調の度合いによって決定することが重要であると考えられます。

これはワクチンや薬にもまったく同じことがいえます。


知識は重要ですが、知識に振り回されるのは、病院を妄信し、医師にいわれるままに医療を受ける姿勢と、根っこの部分では何も変わりません。

体は、もともと完璧にできているのだから、まず、下手にいじらないこと。

いじったとしても、不調が現れていないのなら、いじったことを後悔するより、むしろ気にしないようにする。

こうした意識を持ったうえで、「悪い物を避ける、いいものを入れる、ちゃんと出す」という大原則を守っていけばいいのです。

自然療法も「必要なときに、必要なだけ」利用する

西洋医学に不信感を募らせると、大半の人は、それに代わるものを探そうとします。

そうして行き着くのは、漢方やホメオパシーといった代替療法、自然療法ではないでしょうか。

それはそれでもいいのですが、やはり手法に振り回されるだけなら、依存する対象が変わっただけで、意識そのものは何ひとつ変わっていません。

そもそも「西洋医学は怖い、自然療法なら安心」という考え方が危険です。

手法の違いはあれども、**どちらとも「医療」であり、「体をいじるもの」であ**

ることには変わりないからです。

自然療法は、天然の素材を使う点で安心に思えるのでしょう。でも、その多くが、自然のものを自然の形のままとるのではなく、煮出したり抽出したりと、何かしら人工的な手を加えられたものをとるようになっています。化学物質をかけあわせてつくる新薬よりはマシといえるかもしれませんが、それでも**人の手が加わった不自然な産物**であることには違いありません。

そして医療である以上、**副作用が起こる可能性も大いにある**のです。

現に漢方薬やホメオパシーには、瞑眩《めんげん》反応がつきものです。これは「好転反応」ともいわれ、体がよくなる過程で必ず現れるものともいわれますが、すべてのケースでよく作用するとは限りません。

手軽に始めやすいイメージのあるアロマセラピーでも、根っこは同じです。エッセンシャルオイルは、花や草を煮出し、香りの成分を凝縮させたものであり、ものによっては効果が劇的に出てしまいます。そのため、なかには「妊娠中は禁忌」としているエッセンシャルオイルもあるほどです。

ですから、私も、よほど持続的で深刻な不調に悩まされていない限り、代替療法もおすすめしていません。

たとえ不快な症状があっても、本来は体が自分で治せるものであるはずなので、まずは症状にフォーカスせず、目をつぶっておいたほうがいいのです。

西洋医学も自然療法も、出番となるのは、そのずっとあとであるべきです。


このように、自然療法といえども医療には違いない、という姿勢は、**西洋医学に不信感を募らせる人にこそ、大切な意識**です。

そうでないと、まるで西洋医学不信の反動のようにして、今度は代替医療中毒のようになってしまうでしょう。

必要なときに、必要なだけ利用する。こうして医療と上手につき合うという意識は、自然療法においてもまったく同じなのです。

そもそも「健康な人にサプリは必要ない」

手法に振り回されてはいけないというのは、もちろん、サプリや健康食品でも同じです。

「何となく体によさそうだから」「病気を予防したいから」といって、サプリメントを安易に、しかも複数種類、飲んでいる人も多いようですが、サプリメントもまた、人工抽出された不自然な産物であることを忘れてはいけません。

サプリメントに対しても、持つべき姿勢は医療に対するそれと変わりません。

まず**健康なら飲む必要はありません**し、ちょっとした不調があるくらいでも、やはり飲まないほうがいいでしょう。

ではサプリの出番はどういうときかというと、**「栄養不足に起因すると思**《おぼ》**しき**

持続的な症状」があるときです。

サプリメントは、特定の栄養素を凝縮したものですから、一度にとれる栄養素の量は、食べ物を普通に食べて得られる量の比になりません。

私のクリニックでも、栄養不足に陥っている人には、3食しっかり肉や卵を食べることを指導すると同時に、サプリメントを併用する場合も多くあります。

裏を返せば、これほどの**緊急事態でもない限り、サプリメントなど飲む必要はない**ということです。

健康食品は、「食品」なのでまだマイルドですが、やはり、健康な人が予防のために「健康食品ありき」になってしまうのは、よくありません。病院依存と根っこの変わらない、「健康食依存」につながるからです。

私が診療する場合は、たとえ病気の人でも健康補助食品は1種類、使っても2種類程度しか使いません。中毒の人はすべて一度やめさせます。

まず肝心なのは、特別なものに頼ることではなく、日々の普通の食生活を、より正しく整えていくことなのです。

丈夫な体をつくる、本当の健康をつくるといっても、考え方はシンプルです。悪いものを避ける、いいものを入れる、ちゃんと出す――。この原理原則を、できるだけ実践していくことしかありません。

人の体は食べ物でつくられるのです。

そうしているうちに、西洋医学はおろか、自然療法にもサプリメントにも健康食品にも、ほとんどお世話にならなくていい体ができあがっていくでしょう。

何にせよ、医療と名のつくもの、人工的なものは、「予防」においては出番がありません。

1章で紹介したような食べ方をうまく取り入れ、病気にならない体をつくっていれば、そもそも、そういうものに頼る局面がなくなってしまうというわけです。

それこそが、自分の健康を自分の責任で維持できているという、理想的なあり方といえるのではないでしょうか。

「自分の健康は、自分で守る」——この姿勢が自然治癒力を高める！

自分で調べ、考え、納得して実践する——。

今までの話で、医療とつき合ううえでも、この姿勢が大切だということがおわかりいただけたのではないでしょうか。

医療の手を借りるかどうかを決めるのは、自分自身であるべきです。

たとえば、深刻な症状に陥ったとき、不調がいつまでも消えないときに、自分で信頼に足る医療を探す。

そこで、自分が抱えている症状にどう対応するかで、**こちらがその医療を判定するという姿勢**が、本当の健康をつくるのです。

大半の場合、薬は毒ですし、病院も製薬会社も金儲けのために、問題のない体にケチをつけ、患者を不安に陥れるものです。

自然療法やサプリ、健康食品も、安易に頼るのは危険だということも、すでにお話ししたとおりです。

しかし、私は絶対に病院に行ってはいけない、医療に頼ってはいけないといっているわけではありません。

すでにお話ししたように、救急救命は病院がなくては成り立ちません。

病院のおかげで、以前は助からなかった命が助かるようになったことも事実です。

ただ、こうした事実が医療に対する妄信を生んでいるので、大問題なのです。

あくまでも、医療を利用するのは私たちであり、私たちがいかに自分たちの健康をつくるかを決めるのは、病院や医師ではありません。

本当は医療のほうが、もっと真摯に体の健康のことを考え、食べ物、食べ方のアドバイスまで含めて患者と向き合えるようになることが理想です。

私もよく、講演に来る鍼灸師や整体師やセラピストなどには、「食の指導までできるようになったほうがいい」ということがあります。

でも、残念ながら、医療のほうが、あるべき姿に追いついていないのが現状です。

ならば、先に**自分たちのほうが変わるしかありません。**

医療全般から少し距離を置き、「まず自分で自分の体を整える」「本当に必要なときだけ医療の力を借りる」という意識を持っていってください。

エピローグ

一生、健康で過ごすための考え方

「病名」より「症状の原因」に目を向けよう

東洋医学には、**「異病同治《いびょうどうち》、同病異治《どうびょういち》」**という言葉があります。読んだとおり、違う病気で同じ治療法になる場合もあれば、同じ病気で違う治療法になる場合もある、という意味です。

といっても、これは単に治療法を説いているのではありません。

漢方医などにかかったことのある人ならわかると思いますが、東洋医学では個々の体質に合わせて治療法を考えます。したがって、1つの症状に1種類の薬とは決まっていません。「これは○○の薬」といえない漢方薬もたくさんあります。

つまり、病名によらず「体」を見るというアプローチをしなければ、症状を癒すことはできない、ということ。

病気が同じで違う治療法、違う病気でも同じ治療法、このどちらもありうるということは、病名はおまけみたいなもので、大して意味はないのです。

本当に健康な体になりたいのなら、医師に病名をつけてもらうことより、その症状が起こっている原因に、まず自分が目を向けてみなくてはいけないのです。

では、どうして症状が出ているのか。根っこを見れば原因は1つです。

体の基礎力が足りないからです。

これは体力という意味ではなく体の力と精神の力の総合、つまり人間力だともいえます。となれば、やるべきことも決まっています。

まず、すでにお話ししたように、症状を敵視せず、症状からなるべく早く復活できる体をつくること。さらには、なるべく症状が出ない体をつくること。

これは別々ではなく、すべてひとつながりです。

そんな体になるための方法を、本書では主に「食べ方」の観点からお伝えしてきたというわけです。

自分に合っている「健康法・食事法」との出合い方

本当の健康をつくるには、３つのステップがあります。

第１ステップ……医療ビジネスの正体を知り、病院から自立する。
第２ステップ……なぜ症状が出るのか、体とは、健康とは何かを学ぶ。
第３ステップ……自分に合った方法を探し、実践する。

ひとことでいえば、「知る→考える→行動する」ということですが、すべての段階において、すでに数多の参考書が出版されています。

本屋の健康コーナーに行けば、製薬会社や病院が絡む医療ビジネスの暴露本から、「生命とは何か」といった知識・教養本、「病気にならない○○健康法」などのハウツー本まで、ズラリと並んでいる様を目にするでしょう。

本書を手に取った人もそうかもしれませんが、私のクリニックを訪れる人の大半が、第1ステップを経ています。

何かしらの体の不調を機に病院不信、医師不信が募り、本を読んだりネットで調べたりして医療ビジネスの実態を知り、そこから脱するために、別の方法を求めてやってくる……という具合です。

もっとも、不調に悩む人のうち、95パーセント以上の方が病院に洗脳され、医療ビジネスの食い物にされている、というのが私の見方です。

これだけ情報があるのに、「医療ビジネスの闇なんてない」「製薬会社が人体の害になるものをつくるはずがない」などと考える人がいかに多いか。

つくづく、人は「**見たいものしか見ない**」「**見たくないものは見ない**」のだと感じます。

ですから、少なくとも第1ステップを経て、実際に脱しようと行動を起こしているだけでも、まだいいと見るべきかもしれません。

ただ、問題は、第1ステップを経たあとです。


残念なことに、多くの人が第1ステップから一気に第3ステップに飛んでしまう。つまり「考える」という段階を経ずに、「じゃあこの健康法、あの食事法」と、ハウツーに走ってしまうのです。だから、「病院に行くのをやめて、こういう食事をしているのですが、ぜんぜんよくなりません！」と訴えてくる人があとを絶ちません。


95パーセント以上の方が病院に洗脳されているとしたら、残りの5パーセントのうち4パーセントは、「考える」段階を飛ばしてハウツーに走ったために、やった気になっているだけで実践内容が間違っている、というのが私の見方です。

抱えている症状が切実であるほど、新しい手法に飛びつきたくなるのでしょう。

でも、すでにお話ししたように、自分で調べたり考えたりしなければ、結局は、病院や医師に従っていたころと同じです。

ハウツーに飛びつく人は、ただ手法に振り回されるだけで、もっとも肝心な「自分の体」を見ることができていません。よくならないのは、そのせいです。いってしまえば、**どんな症状も、自分の体がつくり出している**ものです。

「○○という方法を何年も続けているのに、よくならない」のだとしたら、それは、その方法が自分の体に合っていないと考えるのが普通でしょう。


では、今の実践の何が違うのか、自分に本当に合っている方法は何か。

本当に自分の体に効果の出る方法にたどり着くには、やはり症状とは何か、体とは、健康とは何かと深く考えてみる段階が不可欠なのです。本書を読んでいる人は、そこまで切実な症状に悩まされているわけではないかもしれません。

でも、本当の健康をつくるのに必要な基本姿勢は同じです。

「知る」と「行動する」の間に、「基礎から考える」段階があれば、もう個々の症状に振り回されることも、手法に振り回されることもありません。

白い砂糖を「我慢する」が「口にしたくない」になるまで

本当に健康になる一番の近道。それは、**物事の「原理原則」を知る**ことです。というと小難しいように思えるかもしれません。実際、普段、あまりものを調べたり考えたりしていない人にとっては、おそらく少し難しいことでしょう。でも、自分で調べてみるひと手間、**「では、どうしたらいいか」と考えてみる1ステップを経ることが、じつは一番大事**なのです。

今なお多くの人が「医師のいうことを聞いていればいい」とばかりに、大切な自分の体を赤の他人に丸投げしています。

志ある医師に出会えればいいとか、信頼できる医師がいればいいとか、そういう話ではなく、他者に委ねて自分では調べも考えもしないその姿勢自体が、私には問題に思えてなりません。

はっきりいえば志ある医師に出会えても、ダメなのです。

仮に病院に行くことに疑問を感じ、食事や生活習慣によって健康になっていこうと思っても、そのままの「丸投げ姿勢」では、おそらく健康にはなれないでしょう。

自分の体を委ねる相手が、病院の医師から「自然療法の○○先生」や「有名な先生が推奨している○○健康法」へと移り変わるだけだからです。

結局、医師に振り回されるのと同様に、新しい先生、新しい手法に振り回されることになります。


いち早く健康になっていく人は、例外なく、もっと情報に対して冷静であり、自分の体に対して主体的です。自分で情報の善し悪しを判断し、自分の体には何が一番いいのかと考えています。

ただ、これに無理があるのはわかります。

なぜなら病気になる人とは、人生のほぼすべてでこの逆をやっている人だからです。

とすれば、病気から治ることができる人の特徴は、一度自分を捨ててしまったり、自分の愚かさを直視できる人だといえるでしょう。

もっとはっきりいうなら自分をバカだと認めることができれば、大半の病気はよくなります。

でもみんなできないのです。

なぜなら人間は「治る」とか「よくなる」とか「人生が充実する」とかより、自分のつまらないプライドを優先させてしまうからです。

どんな健康法であれ、自分で調べ、考え、納得して実践しない限り、自分で自分の体を本当に健やかに保つことなどできません。

私の周りの人たちを見ていても、**自分で調べ、考え、納得している人ほど、実践する内容も的確**であり、それだけ**早く、よくなっていきます。**

たとえば、2章でもお話ししたように、私はしばしば「白い砂糖は毒も同然」といっています。

実際のところ、私から聞いたことをただ鵜呑みにして、「よし、明日からお菓子は我慢しよう」と思っても、十中八九、砂糖を断つことはできません。

そういう人に限って「1週間、お菓子を我慢したから、今日はご褒美で1個だけ食べよう」となるのです。

そういう人たちに関しては悪いとわかっていても手を出してしまう、麻薬のような存在だからです。

その点、自分で調べ、考え、「本当に砂糖は毒も同然」と納得した人は違います。「なぜダメなのか」心底納得することで、「砂糖を我慢する」から「もう砂糖なんて死んでも食べるわけがない」へと、**発想そのものが変わる**からです。

本来、100パーセントを目指そうとすると、これもまた「実践することが目的」となり、不健康への道となってしまうのですが……、発想の転換が起こると必然的に欲しくなくなってしまうのです。この発想の転換が起こるかどうかが、健康になるかどうかの大きな分岐点となります。

砂糖を例にとりましたが、一事が万事です。

農薬も化学調味料も遺伝子組み換え食品も、流れてくる情報を鵜呑みにして、「よい」といわれる方法を盲目的に実践するのではなく、まず自分で調べてみること。

どうしてそういうものがつくられているのか、誰が背後で糸を引き、利益を得ようとしているのか……。

などなど、自分にとって信頼に足る情報を、納得して受け止め、「ならどうしたらいいか」と考えてみること。

本当は、医師やセラピストと呼ばれる人が、本当の健康をつくるガイドとなるべきなのですが、今の日本では、ほとんど機能していません。

よしんば機能していたとしても、まず自分自身が考える姿勢を持たねば、何も変わらないでしょう。

私にしても、発信している内容にはすべて根拠がありますが、かといって、何でも私のいうことに従う信者をつくりたいのではありません。

というわけで、**すべては自分次第**です。

幸い、玉石混淆とはいえ、ネットを使えば一瞬でさまざまな情報にアクセスできる時代です。

そこからどんな情報を取り出すか。

自分で調べ、考えれば、自ずと「どうすればいいか」が見えてきます。

それが、一生ものの健康をつくる第一歩となるのです。

本書は、あさ出版より刊行された『病気にならない「強い体」をつくる食べ方』を、文庫収録にあたり再編集のうえ、改題したものです。

内海　聡（うつみ・さとる）
一九七四年兵庫県生まれ。筑波大学医学専門学群卒業後、東京女子医科大学附属東洋医学研究所研究員、東京警察病院消化器内科、牛久愛和総合病院内科・漢方科勤務を経て、牛久東洋医学クリニックを開業。二〇二〇年現在、断薬を主軸とした Tokyo DD Clinic 院長、NPO法人薬害研究センター理事長をつとめる。著書に、『1日3食をやめなさい！』（三笠書房《知的生きかた文庫》）、『精神科は今日も、やりたい放題』（PHP研究所）、『医者に頼らなくてもがんは消える』（ユサブル）、『医学不要論』（廣済堂出版）などがある。

知的生きかた文庫

医者《いしゃ》や薬《くすり》に頼《たよ》らず、自然《しぜん》治癒力《ちゆりょく》を高《たか》める食《た》べ方《かた》

著　者　内海《うつみ》　聡《さとる》
発行者　押鐘太陽
発行所　株式会社三笠書房
〒一〇二-〇〇七二　東京都千代田区飯田橋三-三-一
電話〇三-五二二六-五七三四〈営業部〉
　　〇三-五二二六-五七三一〈編集部〉
https://www.mikasashobo.co.jp
印刷　誠宏印刷
製本　若林製本工場

ISBN978-4-8379-8675-1 C0177

知的生きかた文庫

40歳からは食べ方を変えなさい！

済陽高穂

ガン治療の名医が、長年の食療法研究をもとに「40歳から若くなる食習慣」を紹介。りんご＋蜂蜜、焼き魚＋レモン……「やせる食べ方」「若返る食べ方」満載！

40代からの「太らない体」のつくり方

満尾 正

「ポッコリお腹」の解消には激しい運動も厳しい食事制限も不要です！ 若返りホルモン「DHEA」の分泌が盛んになれば誰でも「脂肪が燃えやすい体」に。その方法を一挙公開！

疲れない体をつくる免疫力

安保 徹

免疫学の世界的権威・安保徹先生が、「疲れない体」をつくる生活習慣をわかりやすく解説。ちょっとした工夫で、免疫力が高まり、「病気にならない体」が手に入る！

行ってはいけない外食

南 清貴

ファミリーディナー、サラリーマンランチに潜む意外な危険がわかる本！ 今からでも間に合う「安全」「安心」な選び方、教えます。

食べれば食べるほど若くなる法

菊池真由子

1万人の悩みを解決した管理栄養士が教える簡単アンチエイジング！ シミにはミニトマト、シワにはナス、むくみにはきゅうり……肌・髪・体がよみがえる食べ方。

C50356